P9-CCJ-573

antiedad

Natalie Chassériau-Banas

MARABOUT

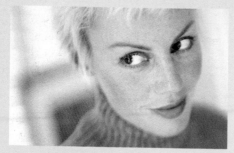

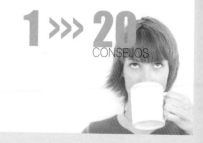

1 >>> 20 CONSEJOS

índice

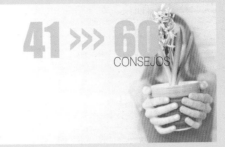

introducción

50 años:
el nuevo orden

La mujer es el único animal
que, después del cese de su
función reproductiva,
puede construirse una vida propia.

Germaine Creer
La segunda mitad de la vida

Todo el mundo sabe lo que significa entrar en la cincuentena, no es necesario describirlo: representa la llegada fatídica de la menopausia y de todo lo que ella conlleva: el adiós definitivo a nuestra juventud y a nuestra seducción; es el síndrome del nido vacío tras la partida de los hijos y (a menudo) un marido cada vez más distraído, cuando no francamente ausente. Es la entrada a la cuarta edad de nuestros padres que envejecen y envejecen y, luego, definitivamente se van. En resumen… un panorama catastrófico del que ninguna de nosotras podría salir ilesa.

Todo eso nos lo han machacado hasta la saciedad. Afortunadamente para nosotras, ese panorama desalentador ya no es viable y llegó el momento de poner los relojes a tiempo. Las cincuentonas de hoy son, en realidad, mutantes que tienen muy poco que ver con quienes las precedieron. Muchas de nosotras estamos todavía en plena actividad profesional, contamos con poderosos aliados y con un arsenal de herramientas para combatir eficazmente el envejecimiento.

Conscientes de ser una generación aparte y acostumbradas desde la más tierna infancia a sentirnos protagonistas, las *baby-boomers* no estamos dispuestas a retirarnos de puntillas y sin decir palabra hacia el paraje desolador de lo que nuestras abuelas llamaban la "edad crítica".

El cuento del vaso medio lleno o medio vacío

Por supuesto, hay algo de cierto en esta funesta descripción, pero todo depende de la manera en que se mire. No hay duda: la interrupción de la ovulación es un sismo fisiológico que afecta a todo el organismo femenino o casi. Salvo por eso, somos las primeras en gozar de los beneficios de la terapia de reemplazo hormonal que, al restablecer nuestros niveles de estrógenos y de progesterona, elimina la mayoría de las molestias vinculadas con la menopausia.

Cierto, los 30 años están lejos, muy lejos, y debemos aceptar que entramos definitivamente en la edad madura pero, ¿se trata en realidad de una catástrofe? Ya no nos silban en la calle, nos miran menos en el metro o en el autobús, pero no por ello dejamos de existir.

Nuestros hijos se echaron a volar con sus propias alas, o están a punto de dejar el hogar: ¿horrible drama o el inicio de una nueva vida? ¿Nuestros maridos tienden a mirar hacia otra parte? Es duro, muy duro… pero así como ellos, nosotras también tenemos ojos: aprendamos a usarlos y a observar el mundo que nos rodea. Sin duda descubriremos cosas insospechadas…

Lejos de ser una maldición, los 50 son una oportunidad, un regalo que permite ver la vida de otra forma, mientras los demás nos miran diferente. Es el momento para reorganizar nuestra cotidianeidad de arriba abajo: pero esta vez —y es la primera— en función de nuestros intereses y de nuestras necesidades. Es también la ocasión para empezar a conocernos a nosotras mismas como personas completas y autónomas, liberadas de las acuciantes demandas de los hijos y los compañeros.

Somos libres —es usted libre— de tomar esta oportunidad o de dejarla escapar. Si la toma, enfrentará sus 50 en las mejores condiciones posibles, con un vaso colmado de nuevas posibilidades. Si, en cambio, se empecina en verlo medio vacío, obsesionándose con lo que perdió sin sospechar lo que tiene por ganar, sus perspectivas serán poco alegres.

Ni hablar de quedarse con los brazos cruzados

Aprender a apreciar y a valorar el paso del tiempo no significa, sin embargo, abandonarse a la pasividad ni a la resignación. Ha llegado a la extraña edad en que algunas parecen abuelitas, mientras que otras aún tienen el garbo de mujeres (casi) jóvenes: cuestión de herencia, algunas veces; de temperamento, a menudo; de esfuerzo, siempre. Lo que está en juego no es rejuvenecer, sino librar un combate cotidiano para mantenerse tal como está el mayor tiempo posible. La lucha antiedad no es un infierno, sino una disciplina que afecta todos los aspectos de su vida. Habrá que modificar sus hábitos y administrar de manera distinta su tiempo libre, alimentación, cuidados de belleza, ropa, ejercicio… La lista parece larga, pero tengan la seguridad de que el juego vale la pena. Señoras, en sus marcas: ¡mangas arriba y manos a la obra!

¿cómo utilizar este libro?

> **Los pictogramas al pie de la página le ayudarán a identificar todas las soluciones naturales que están a su disposición:**

Fitoterapia, aromaterapia, homeopatía, flores de Bach: respuestas de la medicina alternativa para cada situación.

Ejercicios sencillos para prevenir los problemas fortaleciendo su cuerpo.

Masajes y técnicas al servicio de su bienestar.

Todas las claves para descubrir soluciones a través de la alimentación.

Consejos prácticos que podrá adoptar diariamente para prevenir antes que curar.

Psicología, relajación, zen: consejos para hacer las paces consigo misma y encontrar la serenidad.

> **Un programa completo para resolver todos sus problemas de salud.**

¡Ahora le toca a usted!

Este libro propone un programa a la medida de sus necesidades que le permitirá enfrentar el problema que le afecta. Consta de cuatro etapas:

- **Un test preliminar** le ayudará a analizar la situación.
- **Los primeros 20 consejos** le permitirán disminuir el impacto de la menopausia y adoptar hábitos saludables.
- **20 consejos un poco más precisos** le permitirán descubrir las últimas maravillas que ofrece la cosmetología, interesada cada vez más en las mujeres "maduras".
- **Los últimos 20 consejos** van más lejos: muestran el estado actual de las terapias que le ayudarán a encontrar una óptima imagen corporal (cirugía estética, tratamientos hormonales…).

Al final de cada segmento de consejos, una persona que enfrenta el mismo problema que usted relata y comparte su experiencia.

Puede seguir rigurosamente este recorrido guiado, poniendo en práctica sus consejos, uno tras otro. También puede tomar de aquí y de allá las recomendaciones que considere más adecuadas para su caso en particular, o que sean más fáciles de aplicar en su vida cotidiana. Finalmente, puede seguir las instrucciones en función de su situación: ya sea como simple prevención o para tratar un problema manifiesto.

¿dónde se encuentra usted a su edad?

Responda SÍ o NO a las siguientes preguntas para determinar qué parte del libro debe consultar.

		SALUD			HÁBITOS
sí	no	1. ¿Se cansa más fácilmente que antes, con un tiempo de recuperación más largo?	sí	no	9. ¿Consume muchas sustancias excitantes (té, café, cigarrillos, alcohol, etc.)?
sí	no	2. ¿Su presión arterial y/o su nivel de colesterol han aumentado?	sí	no	10. ¿Está atenta a la calidad nutricional de su alimentación?
sí	no	3. ¿Suele estar deprimida, estresada o insomne?	sí	no	11. ¿Practica algún deporte o hace gimnasia regularmente?
sí	no	4. ¿Ha cambiado la menopausia su vida de manera determinante?	sí	no	12. ¿Quisiera tener más tiempo para usted misma?
		ASPECTO FÍSICO			
sí	no	5. ¿Tiene tendencia a aumentar de peso y a la flacidez muscular?			
sí	no	6. Cuando se mira en el espejo, ¿se gusta?			
sí	no	7. ¿Son las arrugas un problema importante para usted?			
sí	no	8. ¿Ha considerado recurrir a la cirugía estética?			

Si respondió SÍ a las preguntas
1, 3, 5 y 9 y NO
a las preguntas 6, 10 y 11,
remítase a los consejos **1** a **20**.
Si respondió SÍ a las preguntas
2, 4, 7, 8 y 12, lea
los consejos **21** a **40** y **41** a **60**.

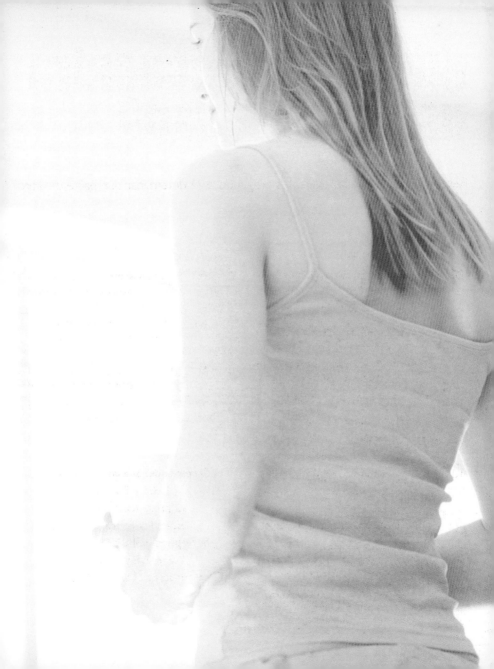

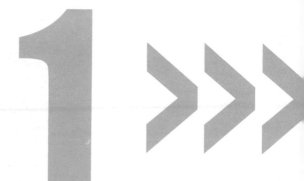

>> **Su edad es genial: ámela**. Lejos de ser "el principio del fin", franquear hoy los 50 marca una nueva salida, una nueva fase de su vida.

>>>> Gracias a los avances de la medicina, la cosmética y las ciencias de la nutrición, **podrá permanecer bella** y en forma durante muchos años todavía. Sin embargo, debe estar consciente de que la llegada de la menopausia se halla lejos de ser un suceso cualquiera: para conservar y mantener lo que hasta aquí parecía seguro, tendrá que poner de su parte de ahora en adelante.

>>>>>> **Estos primeros 20 consejos la ayudarán** a reorganizar su vida cotidiana bajo la influencia de mejores hábitos de salud y, además, de mucho bienestar.

20
CONSEJOS

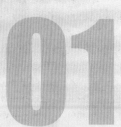

01

su cuerpo
habla:
escúchelo

La silueta cambia con los años:

es una realidad que deberá tener en cuenta.

Aprenda a reconocer y a interpretar las señales

que le manda su cuerpo para actuar eficazmente

desde la aparición de los problemas.

Las señales de envejecimiento y sus causas

Los principales signos de la edad son los siguientes:

• **formación de celulitis o de chaparreras evidentes:** retención de agua; alimentación inadecuada; actividad física insuficiente (*véanse* Consejos 7, 32 y 40).

• **flacidez muscular, pérdida de elasticidad de la piel:** disminución de la producción hormonal; falta de ejercicio (*véanse* Consejos 11 y 19).

●●● PARA SABER MÁS

> A menos que se trate de una mujer muy activa, a partir de los 25 años la masa muscular comienza a disminuir y a transformarse en grasa. En la menopausia, este problema se acentúa y las grasas se redistribuyen: el pecho y las nalgas tienden a disminuir de volumen, mientras que el talle y el vientre aumentan. No podrá evitar del todo este proceso, pero es posible controlarlo con una actividad física enfocada que hará trabajar, en primer lugar, el abdomen.

- **piel seca, áspera al tacto:** disminución de la actividad de las glándulas sebáceas, mala hidratación (*véanse* Consejos 24 y 30).
- **aumento del talle y del vientre:** disminución de las hormonas andrógenas; vida sedentaria, problemas intestinales (*véanse* Consejos 7, 56 y 57).
- **dolores dorsales o articulares, pérdida de flexibilidad:** artrosis, inicio de descalcificación, tensión muscular (*véanse* Consejos 9 y 14).
- **flacidez y pérdida de tono de los senos, disminución de su volumen:** carencia de estrógenos directamente vinculada con la menopausia; inevitable consecuencia de la ley de la gravedad (*véanse* Consejos 39 y 50).

Evite ganar vientre

Es su primer objetivo. Dígale adiós a las inflamaciones del vientre cambiando sus hábitos alimenticios. Dedique más tiempo a sus comidas, mastique mejor y limite su consumo de verduras crudas, ajo y cebolla. Combata el estreñimiento: camine más, beba más agua, agregue fibras a sus cereales de la mañana. Oblíguese a mantenerse erguida y meta el vientre. Tome en cuenta la deshidroepiandrosterona (DHEA), la ayudará a recuperar un vientre plano al compensar la carencia de hormonas andrógenas.

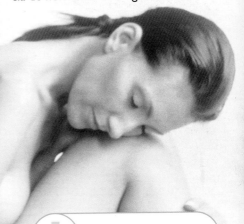

> Tenga en cuenta esta exigencia al elegir un nuevo deporte o nuevos ejercicios de gimnasia para integrarlos a su rutina diaria.

EN POCAS PALABRAS

* Una vez por semana, obsérvese desnuda frente al espejo.

* La gordura y la falta de agilidad envejecen más que las arrugas.

* Para evitar el aumento del vientre, haga abdominales todos los días.

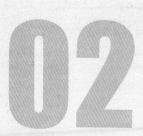

02

los lentes: un accesorio de seducción

No puede hacer nada contra la presbicia: después de los 45 años, los lentes entran en su vida. Para quienes nunca los han usado, esta nueva circunstancia puede constituir un shock. Entonces, es mejor invertir en lentes favorecedores, en armonía con su *look*.

¿Uso puntual o de tiempo completo?

Si se excluyen los lentes bifocales o los de media luna, que pertenecen al pasado, quedarán dos opciones: los lentes progresivos, que le permiten ver tanto de cerca como de lejos, y las gafas "de lectura", que sólo corrigen su visión de cerca. Los primeros, claramente más costosos, le facilitarán la vida, porque podrá

● ● ●   PARA SABER MÁS ────────────

> La presbicia o "vista cansada", comienza a manifestarse entre los 40 y los 45 años. Se trata de un problema de acoplamiento debido al envejecimiento del cristalino que, con los años, pierde su elasticidad.

> Al ver de cerca, los rayos luminosos ya no se desvían lo suficiente para converger correctamente sobre la retina y la imagen se vuelve borrosa. La capacidad de acoplamiento se degrada progresivamente hasta los 60 años y luego se estabiliza.

llevarlos todo el día sin ocultar su presbicia; pero ya no podrá prescindir de ellos, incluso en bata de noche o para hacer deporte. En cuanto a las segundas, tendrá que acostumbrarse a ponérselas y quitárselas constantemente y a buscarlas a menudo. La solución: compre cordones de diferentes colores que combinen con su ropa, y lleve sin complejos sus gafas al pecho. Admitir su presbicia es el primer paso hacia la aceptación de su edad.

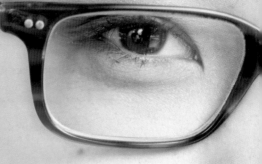

La importancia de la montura

Dedique a la elección de la montura el tiempo que se merece: los lentes inapropiados para su fisonomía pueden envejecerla 10 años. La forma y el color deben concordar imperativamente con su estilo y personalidad. Cuando se los pruebe, mírese en un espejo de bolsillo, oriéntelo hacia un espejo más grande: así tendrá una idea más precisa de cómo la perciben los demás. Pida a un(a) amigo(a) que la acompañe a la óptica: los consejos de una tercera persona serán invaluables.

Si su presupuesto se lo permite, invierta en tres o cuatro monturas diferentes, que podrá combinar con su ropa.

> Hoy en día, no puede evitarse la presbicia ni retardar su evolución. Habrá que esperar algunos años antes de que pueda operarse. Entre tanto, queda la solución de los lentes de contacto (*véase* Consejo 52) que mejoran la vista constantemente.

✳ EN POCAS PALABRAS

✳ Compre estuches rígidos, que protegerán mejor sus gafas. Escójalos de colores vivos: los localizará más fácilmente en su bolso.

✳ Cuelgue gafas graduadas de repuesto con un cordón en todos los lugares "estratégicos" (cuarto de baño, cocina, etcétera).

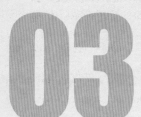

03

gánele al estrés

El descenso de la producción de progesterona —a veces llamada "hormona de la serenidad"— puede generar un estado de tensión desconocido. Aprenda a relajarse en todo momento y en cualquier situación.

Aprenda a respirar con el diafragma

Lo primero que debe hacer para calmarse es respirar correctamente. Para lograrlo, utilice el diafragma, ese músculo redondeado situado en la base del tórax. De pie, con los hombros abajo y las manos en la cadera, inhale profundamente. Deje que su estómago se infle como un globo. Retenga la respiración de 2 a 3 segundos, luego exhale lentamente. Repita al menos 12 veces.

2

1

3

Ejercicios de yoga para conservarse zen

Repita estos ejercicios 10 veces.

• De pie, con las manos juntas, los dedos entrecruzados y las palmas vueltas hacia arriba, levante los brazos por arriba de la cabeza y tire hacia arriba. Mantenga esa posición de 10 a 15 segundos. Repita el ejercicio con las palmas vueltas hacia abajo.

① De rodillas, inhale con el diafragma, luego levante los brazos por arriba de la cabeza, con los dedos entrecruzados y las palmas hacia arriba. Estire al máximo los brazos y la columna vertebral. Exhale.

② Sentada en el suelo, flexione una pierna por arriba de la otra, la espalda derecha y las manos juntas por arriba de la cabeza, inhale lentamente con el diafragma. Retenga la respiración 2 o 3 segundos luego exhale lentamente. Cambie de pierna y repita.

③ Sentada en el suelo, estire la pierna izquierda al frente, flexione la pierna derecha, coloque el brazo izquierdo tras su espalda e intente tocar la punta de su pie izquierdo con la mano derecha. Mantenga esta posición durante 20 segundos. Cambie de pierna y de brazo y repita.

● ● ● PARA SABER MÁS

> Para ahuyentar el estrés, puede recurrir a diferentes técnicas.

> El Kundalini Yoga utiliza la energía física, mental y espiritual para favorecer la expansión del cuerpo.

> El masaje ayurvédico es un masaje completo, de origen hindú, que facilita la circulación de la energía y permite liberar las tensiones.

> La fasciaterapia es un método de masaje suave y profundo, que detecta y elimina las zonas de tensión trabajando sobre puntos específicos.

> El masaje *Shiatsu*, que se practica sobre la ropa, consiste en una digitopresión a lo largo de los meridianos de acupuntura.

EN POCAS PALABRAS

* En dosis moderadas, el estrés detona la secreción de adrenalina, que ayuda a permanecer joven, manteniendo sus reflejos intactos. Lo que hay que combatir es el exceso de estrés.

* Dos veces al día practique la respiración con el diafragma.

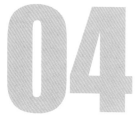

04 dése tiempo para revisar su *look*

Vestirse a la moda no significa jugar a las eternas jovencitas. Su cuerpo evoluciona y su espíritu también: llegó el momento de conciliar su *look* con su nueva personalidad.

Evite por completo: los corpiños altos que descubren el ombligo, las minifaldas, las perforaciones, el cabello demasiado largo. Los tintes demasiado vistosos (¡cuidado con los "rojos menopausia"!), como regla general, todo lo que viste su suegra.

Dosifique con cuidado: el cristal *strass*, las lentejuelas y los estampados leopardo o pitón, los tacones de aguja, los zapatos tenis y otros zapatos de "culto" que los adolescentes adoran. Los colores sombríos cerca del rostro le dan mal semblante. Y, como regla general, todo lo que le gusta a su hija.

Tenga en cuenta su nueva morfología: ¿Su talle se engrosó un poco? NO a los cinturones delgados demasiado apretados, SÍ a los cinturones un poco sueltos, justo encima de las caderas. ¿Su vientre se redondeó? Disfrácelo con chaquetas o camisas largas. ¿Su pecho perdió tono? Atrévase a usar los sostenes que levantan (*véase* Consejo 39).

● ● ● PARA SABER MÁS

> Nunca haga sus compras cuando esté apurada, y dedique el tiempo necesario a ver escaparates.
> Descubra los colores que le sientan bien haciendo pruebas con luz de día. Apueste por accesorios de buena calidad.

EN POCAS PALABRAS

* Manténgase delgada: podrá ponerse todo lo que le gusta.

* Juegue a la diseñadora de modas: saque toda su ropa e invente nuevas combinaciones.

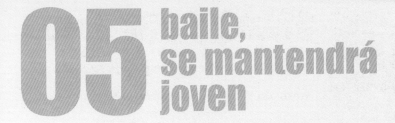

05 baile, se mantendrá joven

"Un día sin bailar es un día perdido", decía **Nietzsche**. Incluso si no baila desde hace algunas décadas, nada le impide volver a empezar, con o sin compañero.

Comience por bailar en su casa: póngase unos mallones, un *body* y unas zapatillas. Escoja los ritmos que más le gustan: rock, salsa o tecno, poco importa con tal de que baile. Veinte minutos de baile al día le levantarán el ánimo como flecha, mejorarán su respiración y su circulación, quemará calorías y la ayudarán a sentirse más sexy. Bailar es un placer y un excelente ejercicio: ¡no se prive de ello!

¡Inscríbase a una escuela de baile! Llegó el momento de realizar uno de sus viejos sueños: aprender a bailar (bien) en pareja. Si su compañero tiene ganas, llévelo. Si no, vaya con un amigo o una amiga y vuélvase una profesional del tango argentino (muy a la moda en estos tiempos), del vals o del *rock'n roll* de salón. Descubrirá que no hay edad para bailar, hará nuevos amigos y renovará su confianza en sí misma.

● ● ● PARA SABER MÁS

Éstas son las mejores direcciones para entrar en el baile:
> **Tango argentino:**
www.tango-argentin.com
> **Danzas tradicionales:**
www.music-trad.com
> **Salsa:**
www.lsalsa.com

EN POCAS PALABRAS

✳ El baile erotiza y es euforizante. La incita a cuidar más su *look* y a estar mejor con usted misma.

✳ Redescubra el placer de bailar con sus amigos.

✳ ¡Reemplace sus cenas por noches de baile!

06

recupere el sueño

A partir de los 50, se tiende a dormir menos y a despertar más a menudo. Para evitar perder un tiempo precioso mirando el techo angustiada, deberá cambiar sus hábitos y, llegado el caso, sus horarios.

Siete consejos para dormir bien

• Cene algo ligero, al menos dos horas y media antes de acostarse. La digestión de una cena tardía amenaza con alterar su sueño.
• Entreabra la ventana de su habitación: el aire debe circular, incluso en invierno.
• Tome un baño antes de acostarse. Perfúmelo con aromas relajantes (*véase* Consejo 37).

●●● PARA SABER MÁS

> Algunos dicen que la DHEA mejora el sueño de manera muy evidente. Para otros, hay otra hormona mejor, la melatonina (*véase* Consejo 44). Producida por la glándula pineal, esta sustancia regula su reloj biológico y ayuda a recobrar los ritmos habituales de sueño después de los cambios de huso horario. Si usted nunca viaja en avión, una toma diaria deberá calmar la ansiedad y disminuir las tensiones corporales, aportándole tranquilidad y somnolencia.

• Invierta en una cama de calidad: el colchón debe ser firme, pero lo bastante flexible para adaptarse a las curvas naturales de su columna vertebral.

• Unas gotas de aceite esencial de lavanda en la almohada la ayudarán a dormirse.

• Si la luz del día entra en su habitación, acostúmbrese a usar un antifaz (como los que dan en los aviones).

• Si su compañero de cama ronca, cámbiese de habitación o utilice tapones para los oídos.

Las enseñanzas del Feng Shui

Los chinos, grandes maestros en el arte de decorar las casas según el principio de armonía entre el yin y el yang, convirtieron el Occidente al Feng Shui. Éstos son algunos de sus preceptos:

No coloque su cama entre dos puertas: la energía que circula de una a otra metafóricamente la cortaría en dos. No la aísle con un biombo, porque bloquearía la energía "buena". No la coloque bajo una ventana. No ponga lámparas de techo ni de pared arriba de la cama: los circuitos eléctricos afectan la salud de los durmientes. Elimine los libros de su habitación: esta pieza debe reservarse para el amor y el descanso.

> Sin embargo, los buenos remedios caseros siguen siendo igualmente válidos: evite las bebidas a base de cafeína después de las 16:00 horas y beba un vaso de leche caliente con miel antes de acostarse.

EN POCAS PALABRAS

* Una hora antes de acostarse, aleje toda fuente de preocupación o de ansiedad. No vea televisión en la habitación y nada de leer el periódico, trabajar ni de ordenar facturas.

* Si se despierta antes que los demás, levántese y aproveche ese momento de libertad. Por la noche, acuéstese más temprano.

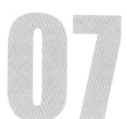

07

"delgada",
téngalo
en mente

La disminución del metabolismo se vincula directamente con el envejecimiento: su organismo tarda más en quemar las calorías y usted engorda. Llegó el momento de aprender a comer menos y mejor.

Dietas, nunca más

Las dietas para adelgazar están condenadas al fracaso: en cuanto las suspende, los kilos perdidos se recuperan en el acto. La solución correcta: disminuir las porciones y preferir ciertos alimentos sobre otros. Para aprender a comer menos sin renunciar a los placeres de la mesa, siga el consejo de un psicólogo: acostúmbrese a dejar una tercera o una cuarta parte de su comida en el plato. Es un buen método y, sobre todo, no la esclaviza a la comida servida.

● ● ● PARA SABER MÁS ——————

> Controlar su peso no basta, también se requiere prevenir la formación de chaparreras en la parte inferior del cuerpo. Los principales responsables: embutidos, frituras, grasas animales, aderezos, sal (favorece la retención de agua), vino y alcohol, la inactividad física, el estrés y el exceso de trabajo, así como las prendas demasiado ajustadas que aprietan y obstruyen la circulación.

Suprima las grasas inútiles

Las grasas proporcionan 9 calorías por gramo (contra 4 de las proteínas y los hidratos de carbono). Retírelas del jamón, prefiera las carnes blancas; cocine con aceite de oliva (es el único que permanece estable a altas temperaturas), absorba el exceso de grasa de los alimentos con una servilleta de papel, ¡desconfíe de todos los aderezos!

Nunca se salte una comida

El desayuno debe ser copioso. No se prive de tentempiés, pero escójalos bien: si no aguanta hasta la hora de la comida, cómase un plátano (banana) entre las 10:00 y las 11:00 horas. A mediodía, opte por una ensalada compuesta y guarde la fruta para el huequito de las 16:00. En la cena, aparte el postre: podrá comerlo en el transcurso de la noche si realmente lo necesita.

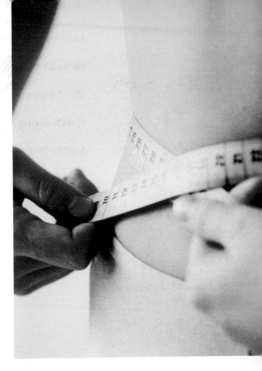

> Sus aliados: una alimentación más sana y la práctica de algún deporte que haga trabajar la parte inferior del cuerpo (*jogging*, caminata, bicicleta, natación).

✳ EN POCAS PALABRAS

✳ Sustituya el azúcar por la fructosa. Evite los edulcorantes sintéticos.

✳ Evite las grasas, no las proteínas: con ello perdería músculos y vitalidad.

✳ Para hacer sus platos más apetecibles, recurra a las especias y a las hierbas finas.

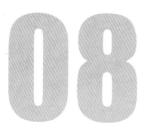

08

llénese de frutas y verduras

Los radicales libres, culpables del envejecimiento de las células, tienen enemigos despiadados: los antioxidantes (vitaminas y oligoelementos), presentes en grandes dosis en las frutas y las verduras frescas. Consúmalas sin moderación.

Los antioxidantes, enemigos del envejecimiento

Una alimentación variada debería proveer todos los nutrimentos que el organismo necesita, sin embargo, los procedimientos modernos de preparación eliminan en parte esas invaluables sustancias. Aunado a ello, nuestra capacidad de asimilación de los nutrimentos disminuye con los años. Los suplementos ali-

● ● ● P A R A   S A B E R   M Á S

> Para consumir frutas y verduras de calidad, haga sus compras varias veces por semana. Seleccione de preferencia productos de temporada.

> Varíe al máximo: según una teoría en boga, debería consumir al menos tres verduras y dos frutas (diferentes) al día, particularmente, en jugo. Así que ¡cómprese un extractor!

menticios son pues, a menudo, necesarios, siempre bajo control médico (*véase* Consejo 38). Para mejorar su alimentación diaria, consuma todos los días frutas y verduras variadas.

Cueza sus verduras al vapor

La cocción en agua destruye la mayor parte de los antioxidantes presentes en las frutas y verduras. Cueza sus verduras al vapor y consúmalas aún crujientes. Algunas verduras y frutas pueden cocerse en el horno de microondas con buenos resultados, en particular los calabacines, las endivias, las manzanas y las peras.

> Si tiene los recursos, compre productos orgánicos: las frutas y verduras con este sello son en general más ricas en nutrimentos. Para enriquecer sus menús con vegetales, familiarícese con la cocina vegetariana.

EN POCAS PALABRAS

* Al comer tres frutas y dos verduras al día, reducirá en 80% los riesgos de desarrollar cáncer.

* Para sazonar sus ensaladas compuestas, pruebe el yogur bajo en grasa adicionado con jugo de limón y hierbas finas.

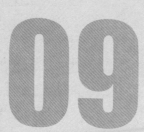

Agilidad y flexibilidad equivalen a juventud.

Imite a los felinos, estírese cada vez que pueda:

ésa es la mejor forma de reacomodar las vértebras

comprimidas por la vida sedentaria.

ponga a trabajar sus articulaciones

Vuélvase una adepta al *stretching*

Este método de gimnasia consiste en estirarse para combatir la compresión del esqueleto. Es uno de los medios más eficaces para prevenir la artrosis y conservar una flexibilidad natural y duradera. Lo ideal sería hacer de 2 a 3 minutos de estiramiento cuatro veces al día.

Tres ejercicios para hacerlos en cualquier lugar

① Separe sus piernas, inhale y coloque los antebrazos sobre una superficie a la altura de su pelvis. Al exhalar, suba las muñecas separando los dedos, con los pies vueltos hacia fuera. Desplace la pelvis de derecha a izquierda.

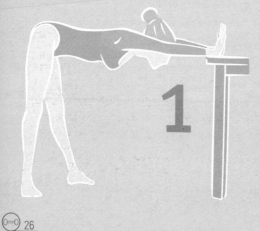

② Sentada bien derecha en un taburete, cruce las manos detrás de la espalda, con las palmas hacia el suelo. Mirando de frente, suba las manos lo más alto posible, sin ahuecar la parte inferior de la espalda.

③ Sentada bien derecha, estire los brazos, inhale y cruce las manos frente a usted. Al exhalar, levántelas al aire. Imagine que un hilo tira de su cabeza hacia el techo.

● ● ● PARA SABER MÁS

> Cada día, las vértebras se comprimen por el efecto del peso corporal. En una persona normal, sentada, la presión es de 10 kg/cm^2. De pie, es menor y disminuye aún más en posición extendida (entonces es sólo de 4 kg/cm^2).

> Haga algunos ejercicios de estiramiento antes de acostarse: la columna vertebral volverá a su lugar y aprovechará al máximo el descanso nocturno.

> El ejercicio, cualquiera que sea, es el mejor amigo de sus articulaciones, porque el movimiento hace vibrar los cartílagos. Estas vibraciones liberan electrólitos (como el sodio y el potasio). La corriente eléctrica que resulta de ello favorece la reproducción de cartílagos, que suele aminorarse con la menopausia.

EN POCAS PALABRAS

✳ Comience sus ejercicios suavemente. Al tirar demasiado de un músculo todavía frío corre el riesgo de provocarse una lesión.

✳ Durante el día, resérvese dos pausas de estiramiento, sentada detrás de su escritorio.

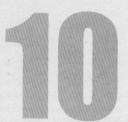

10

El tabaco es peligroso para su salud:
lo sabe desde hace mucho tiempo.
Lo que quizás ignore es que acelera todos
los procesos de envejecimiento, con desastrosas
consecuencias para su aspecto físico.

deje de fumar

El tabaco, enemigo de su belleza

Fumar disminuye la aportación de oxígeno a las células, ocasionando una vasoconstricción. La consecuencia se ve de inmediato en su piel: se vuelve más apagada y amarillenta, porque los vasitos sanguíneos que la irrigan carecen de una parte de la hemoglobina, el pigmento rojo de la sangre. Además, los cigarrillos aceleran la formación de arrugas y contribuyen a la distensión de tejidos. Para terminar, ponen amarillos sus dientes y favorecen la recesión gingival.

Métodos para dejar de fumar

En 50% de los casos, el éxito depende de la voluntad del fumador. No obstante, puede serle útil probar los sustitutos de nicotina: parches, gomas de mascar… Si prefiere métodos naturales, considere:
• la acupuntura, cuyo objetivo es provocar asco al tabaco; ofrece la ventaja de reducir el nerviosismo y evitar el insomnio;
• la homeopatía, que reduce el hábito progresivamente gracias a dosis ínfimas de extractos de tabaco;
• la auriculoterapia, que consiste en llevar por tres semanas un hilo de nailon colocado en el centro del pabellón de la oreja; el principio es suprimir la ansiedad de fumar, irritando la zona que corresponde a esa necesidad del organismo.
Si esto no basta, puede optar por una psicoterapia enfocada o la hipnosis.

● ● ● PARA SABER MÁS

> El cigarrillo no sólo contiene nicotina y alquitrán. La combustión nos atiborra también de benzopireno y de metales pesados, tales como plomo, cadmio, mercurio y arsénico, que nuestro organismo almacena en los órganos vitales. También es un proveedor importante de radicales libres, esos enemigos de nuestra juventud: ¡cada bocanada libera mil billones de ellos!

> Recordemos, por lo demás, que los cigarrillos son directamente responsables del enfisema y de 80% de los tumores del pulmón. Endurecen las arterias, favorecen la hipertensión y las enfermedades cardiovasculares. Por último, aceleran la descalcificación y diezman los antioxidantes.

EN POCAS PALABRAS

* Un estudio muy serio demostró que un cigarrillo equivale a 11 minutos menos de vida.

* Se sabe que combinar tabaco y alcohol aumenta 43 veces más los riesgos de cáncer en la garganta y 135 veces más los de cáncer en las vías nasales.

11

La flacidez de la silueta se debe a
la disminución de la masa muscular,
a la falta de ejercicio y a nuestra tendencia
natural a encorvarnos, sobre todo sentadas.
Es urgente intervenir en ambos aspectos.

¡muévase!

Ponga a trabajar sus músculos

Levántese más temprano y vaya a su oficina a pie. Si la distancia es demasiada,
recorra la mitad en su transporte acos-
tumbrado y la otra mitad a pie. Esta-
ciónese a cierta distancia de su casa y
camine. Sistemáticamente, suba las escale-
ras a pie. Dos o tres veces por semana,
aproveche la hora de la comida para
practicar un deporte: gimnasia, natación

● ● ● PARA SABER MÁS

> El colágeno de los músculos disminuye
con los años, comenzando por el de las
extremidades: las primeras distensiones se
notan en general en la parte interna de los
brazos y muslos. Para contrarrestar este proceso, la natación le será sumamente útil.

> En cuanto a la caminata, es benéfica
en todos los casos. Al mejorar la respiración, ayuda a sus células a absor-
ber mejor el oxígeno y contribuye a
conservar la tonicidad muscular.

o *jogging*; escoja la solución más práctica y agradable. Si no vive en una ciudad demasiado contaminada, considere la bicicleta para desplazarse. Contraiga los músculos de las nalgas varias veces al día y también los abdominales: así los reforzará.

La caminata es la mejor medicina

Avance a grandes zancadas, con la cabeza alta y respirando regularmente. Para tener libres las manos y la espalda derecha, opte por una mochila. Imite a las neoyorquinas: lleve los zapatos de vestir en el bolso y camine con zapatos deportivos. Para mayor eficacia, agregue

peso en las muñecas y/o en los tobillos con polainas (de venta en las tiendas de artículos deportivos).

¡Manténgase erguida!

Los hombros caídos, la espalda encorvada, el vientre relajado: ésta es la (molesta) posición común de la mayoría de los oficinistas. Oblíguese lo más a menudo posible a erguir la espalda y a meter el vientre durante sus horas de trabajo: así reforzará los músculos dorsales y abdominales, con ello obtendrá un garbo más joven y tonificado.

> También previene la formación de la celulitis. Caminar al menos 40 minutos todos los días es la dosis ideal: un buen hábito que podrá conservar hasta una edad muy avanzada.

EN POCAS PALABRAS

* Caminar durante una hora a velocidad media y sin detenerse le permitirá quemar 230 calorías.

* Invierta en unos buenos zapatos: ni demasiado pesados ni demasiado ligeros, con suela flexible, pero lo bastante gruesa para amortiguar el impacto al pisar.

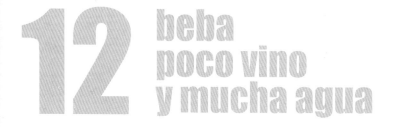

12 beba poco vino y mucha agua

El buen vino —sobre todo si es tinto— es excelente para el ánimo y también para la salud, siempre y cuando se limite a dos copas al día; beba mucha agua el resto del tiempo.

Los beneficios del vino… Dos copas de vino tinto al día contribuirán a mantener su salud y su juventud gracias a los taninos, que contienen polifenoles altamente antioxidantes. Escoja vinos de buena calidad y renuncie a los baratos, que le aportarán, sobre todo, sustancias químicas. Está demostrado que el consumo moderado de vino tinto reduce la mortalidad: se presentan menos cánceres y menos enfermedades cardiacas que en aquellos que no lo beben.

… y sus daños. A partir de cuatro copas, en cambio, el vino se convierte en un potente acelerador del envejecimiento. Los riesgos de cáncer en las vías digestivas y en el hígado aumentan y las células del cerebro se degradan. El cerebro de un alcohólico de 30 años se asemeja al de un hombre de 50: ¡imagínese a qué se parece el de una gran bebedora de 50 años! Por lo demás, el exceso de vino tiene grandes posibilidades de afearla; abotaga el rostro y revienta los vasitos sanguíneos que irrigan su piel.

●●● PARA SABER MÁS

> Si una noche consumió una cantidad excesiva de alcohol, beba tres veces el mismo volumen de agua y evite totalmente el alcohol en las siguientes comidas. En tiempos normales, beba al menos 1.5 litros del líquido al día.

✳ EN POCAS PALABRAS

✳ Sustituya el té negro y el café por infusiones.

✳ Beba agua, pero sin exagerar: corre el riesgo de fatigar sus riñones.

13 acabe con esos vellos superfluos

Los cambios hormonales también afectan su sistema piloso. El descenso de estrógenos aumenta la vellosidad facial, mientras que en el cuerpo el vello tiende más bien a desaparecer.

¡Espíe y depile! Sus armas: un espejo de aumento fijo en el muro de su cuarto de baño (si es posible con lámpara), y un segundo espejo de aumento (portátil) que llevará en el bolso, dos pinzas de depilar de excelente calidad: una para el cuarto de baño y otra para el bolso. Combata diariamente a esos ruines vellos negros que crecen, en particular, arriba del labio superior y en el mentón.

¿Qué hacer con el vello? Si usted es rubia o castaña de encarnación clara, quizás observe un aumento de vello rubio en el rostro y los antebrazos. Puede eliminarlo con cera, pero volverá a crecer más abundantemente y se notará más. Limítese a quitar con la pinza las vellosidades más largas en los costados del rostro y evite tocar el resto.

● ● ● PARA SABER MÁS

> Si desea una solución definitiva, puede optar por la depilación eléctrica, que consiste en destruir el folículo de cada vello con una aguja esterilizada, o por la depilación con láser.

> Ambos métodos, largos y costosos, sólo se recomiendan en casos de vellosidad abundante.

EN POCAS PALABRAS

∗ La terapia de reemplazo hormonal (TRH) puede frenar el crecimiento de vello facial y aminorar la caída de vello púbico.

∗ Nunca utilice rastrillo, crema ni espuma, sobre todo en el rostro: aceleran el crecimiento del vello.

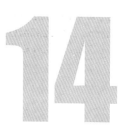

14

no tome sus huesos a la ligera

La osteoporosis es llamada la *ladrona silenciosa* porque no presenta síntomas. Si bien a menudo se la vincula con la herencia, su origen se debe a una desmineralización del hueso que afecta a todas las mujeres a partir de los 50 años. Sin embargo, es posible prevenirla.

Considere el calcio

El calcio es un elemento mineral que se adhiere a los huesos y les da solidez. Con el descenso de los estrógenos durante la menopausia, el calcio tiende a fijarse en partes del cuerpo donde es perjudicial (cartílagos, tendones, vías urinarias, cristalino) y menos en los huesos. Así que debe controlar su consumo de calcio, pero sobre todo ayudarlo a fijarse en sus

● ● ●　P A R A　S A B E R　M Á S

> La desmineralización del hueso afecta a todas las mujeres de más de 50 años en diferentes grados. La osteoporosis, consecuencia de la desmineralización, debilita los huesos haciéndolos más vulnerables a las fracturas, sobre todo del cuello del fémur, de las vértebras y de la muñeca.

> El principal factor de riesgo es la herencia, pero existen otros, como el tabaquismo, una alimentación pobre en calcio, una vida demasiado sedentaria o incluso la falta de estrógenos.

huesos. Para ello, requiere otras sustancias, en primerísimo lugar, vitamina D. Puede fabricarla usted misma exponiéndose —con prudencia— al sol, o bien absorberla "del interior", consumiendo pescados grasos y huevos. Asimismo, necesita zinc y vitamina C, vitamina B6, vitamina K y, por último, silicio. Coma de cinco a seis raciones de frutas y verduras al día para satisfacer esas necesidades.

Ayude a sus huesos haciéndose de buenos músculos

El ejercicio es indispensable para la salud de los huesos. Cuanta más masa muscular tenga, mejor sostendrán a sus huesos. Los músculos contribuyen además a aportar más sangre a los huesos, ayudando a las células óseas a reproducirse. Al practicar un deporte dos veces por semana durante un año, su densidad ósea aumentará 1% (en lugar de disminuir 2.5%, como es el caso de la mayor

parte de las mujeres sedentarias a lo largo de los años de la menopausia). Los deportes recomendados son caminata, bicicleta, estiramiento, baile, *jogging* y gimnasia.

> Para conocer su capacidad ósea, puede realizarse una densitometría ósea. Este examen es indoloro y rápido.

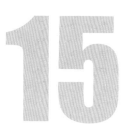

La menopausia afecta al organismo en diferentes niveles, con repercusiones físicas y psicológicas. Éste es el momento ideal para descubrir las terapias holísticas, que tratan al individuo de manera integral.

"holístico", téngalo en mente

El enfoque holístico

La palabra *holístico* proviene de un vocablo griego que significa "totalidad". Designa los enfoques terapéuticos que tratan a la persona como unidad funcional dotada de un sistema propio de autorregulación. Contrariamente a la medicina occidental alópata, que muy a menudo se limita a eliminar un síntoma al curar un órgano, las terapias holísticas se encaminan a restablecer el equilibrio en el interior de esa unidad funcional.

● ● ● PARA SABER MÁS

> Cada dolor, cada tensión —ya sea física o psicológica— implica energía. La osteoterapia se propone liberarla para que el organismo pueda usarla.

> La terapia consta de dos fases:
• un recuento diagnóstico del conjunto de las condiciones del paciente y de problemas por tratar;
• diferentes tipos de manipulaciones terapéuticas que aportan soluciones inmediatas.

Se trata de ayudar al organismo a adaptarse y compensar las agresiones. Además de la homeopatía (el método más conocido en Occidente), citaremos la acupuntura, la medicina tradicional china (MTC), el naturismo, la fitoterapia y la osteoterapia.

La osteoterapia, una disciplina en plena evolución

Las principales herramientas de la osteoterapia son las manos, que están preparadas para diagnosticar los desequilibrios y las tensiones mecánicas y para rehabilitar la unidad funcional. La manipulación puede ser estructural (actúa sobre el esqueleto, las vísceras y otros órganos) o energética (se encamina a restablecer una buena circulación de la energía en el organismo).

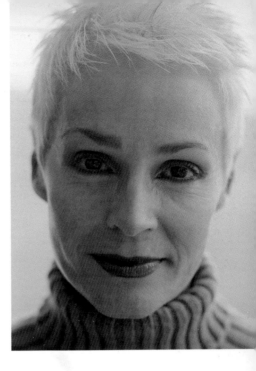

EN POCAS PALABRAS

* La osteoterapia no se limita a curar los dolores de espalda, sino que se propone restablecer el equilibrio estructural y energético del individuo visto como un todo.

* En ciertos casos, una sola sesión puede bastar, aunque una serie de sesiones mensuales puede tener una profunda influencia sobre su bienestar general.

> Después de una sesión, los pacientes notan casi enseguida una sensación de bienestar general y de renovada energía. La osteoterapia puede ser muy benéfica durante la menopausia, porque tiene —entre otras— una importante función reguladora sobre el sistema neurohormonal.

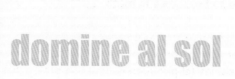

16 domine al sol

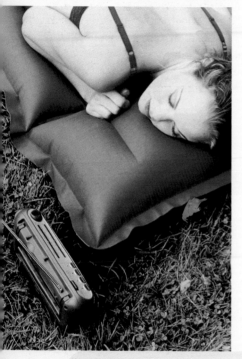

Usted necesita sol: le da buen color, le hace bien al ánimo y, además, a los huesos. Pero tenga cuidado con el exceso, porque este amigo puede volverse muy peligroso y envejecer su piel irreparablemente.

• • • PARA SABER MÁS

> Los rayos UV destruyen las fibras de colágeno y elastina que dan a la piel su elasticidad: el rostro se arruga, los tejidos se marchitan…

> El sol estimula también la producción de radicales libres, esos responsables del envejecimiento que roban electrones a las células, degradándolas. Los radicales libres (algunos son cancerígenos) favorecen la formación de manchas en las partes más expuestas: manos, rostro y escote. Como si esto no

No se broncee a lo tonto

Broncearse bien es un arte: se trata de permitir al organismo que produzca melanina (el pigmento natural que protege a su piel dándole color) en las mejores condiciones posibles. Expóngase progresivamente, evitando las horas en que el sol está en el cenit (de las 12 a las 15 horas): los rayos caen verticalmente sobre su piel y penetran mucho más profundamente. Aplíquese siempre una crema solar, modulando los factores de protección según el grado de su bronceado. Escójalos muy altos al principio, y redúzcalos a medida que la melanina aparezca.

Opte por los autobronceadores

Prepare su piel en una clínica una semana antes de tomar el sol. Regálese un programa de exfoliación, masaje *effleurage*, masaje con aceites satinadores, así como la aplicación de un autobronceador. Estos productos, hechos a base de ácidos frutales (AAH) y de eritrulosa o de extractos vegetales, se utilizan para acelerar el bronceado. También puede ayudar a su piel desde el interior con cápsulas solares hechas a base de caroteno y selenio. De cualquier modo, consulte a su médico antes de tomarlas: el caroteno en altas dosis puede ser tóxico para el hígado.

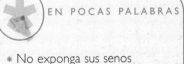

EN POCAS PALABRAS

* No exponga sus senos desnudos al sol: aumentará los riesgos de desarrollar un cáncer.

* Durante todo el año proteja sus manos, rostro y escote con un bloqueador total.

* En vacaciones, aplíquese todas las noches un producto para después del sol o una crema especialmente nutritiva.

fuera suficiente, también debilitan su cabello al degradar la queratina: protéjalo con productos solares especiales y cuidados reparadores que aplicará de preferencia por la noche (aceites, mascarillas, bálsamos y espumas capilares).

17

reaccione ante el cansancio

La disminución de energía no siempre se debe a la menopausia: puede experimentarse a cualquier edad. Pero alrededor de los 50, algunas mujeres sufren de agotamiento repentino recurrente. La consigna: ¡reaccione!

Háblelo con su médico

El cansancio puede deberse a muchos factores, como una posible carencia de oligoelementos o vitaminas: la falta de potasio origina, por ejemplo, la sensación de fatiga muscular... Hable con su médico, quien probablemente le prescribirá un análisis de sangre. Pídale también su opinión sobre la DHEA: muchas usuarias afirman tener más energía gracias a esta hormona.

● ● ●   PARA SABER MÁS

> Durante la menopausia, numerosas mujeres experimentan fatiga recurrente. Quienes se quejan de ello más a menudo tienen, con frecuencia, menopausias difíciles, que les cuesta trabajo aceptar. El origen de estos cansancios repentinos puede ser, en cierta medida, psicosomático.

> También puede ser fisiológico y vinculado con la carencia hormonal. Por lo tanto, es urgente rastrear el origen del problema para resolverlo más eficazmente.

Siete trucos antifatiga

En caso de cansancio repentino e inespe-
rado, escoja una "terapia" para cada situación:
• Salga y camine 20 minutos a buen paso
o dé un paseo en bicicleta.
• Aunque sueñe con un café, beba un gran
vaso de agua (tenga siempre una botella
de agua mineral a la mano).
• Abra las ventanas para renovar el aire de
la habitación, ciérrelas y luego vaporice un
aroma tonificante con un difusor de aromaterapia (aceite de jazmín, menta piperita o eucalipto).
• Dé saltitos en su lugar, de 50 a 60
veces: el oxígeno fluirá en su sangre y le
dará energía.
• Expóngase a la luz: si no hay sol, encien-
da todas las luces.
• Respire al menos 12 veces con el diafragma (*véase* Consejo 3).
• Ríase lo más a menudo posible: ¡no hay
nada más energético!

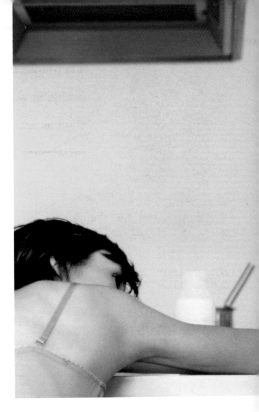

> Su médico general podrá tratar posibles
carencias nutricionales. En cambio, si las
causas de su agotamiento son psicológicas,
no dude en buscar ayuda especializada
(*véase* Consejo 59).

✳ A menudo el cansancio se debe
a una oxigenación insuficiente. Para
paliarlo, respire, muévase, salga.

✳ Considere el yoga: la práctica
regular puede aumentar su nivel
de energía de manera perdurable.

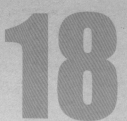

18

¡sonría, le sienta bien!

Una sonrisa franca y espontánea es un gran recurso; muestra su disponibilidad con respecto a los demás y su confianza en usted misma. Sin embargo, la más resplandeciente de las sonrisas perderá mucho de encanto si sus dientes y su aliento no están a la altura.

Mantenga sus dientes blancos

Con la edad, el esmalte de los dientes se vuelve poroso y absorbe más fácilmente las sustancias: cigarrillos, té y café son los principales responsables del "amarillamiento" de los dientes. Para impedir que se queden así para siempre, dedique al cepillado todo el tiempo que se merece (al menos 2 minutos, dos o tres veces al día). Prefiera los dentífricos de cerdas eléctricas, que son mucho más eficaces, sobre todo para cepillar a la cara interna de los dientes. Espolvoree su dentífrico con bicarbonato de sodio (de venta en farmacias). Dos veces al año, acuda al dentista a quitarse el sarro de sus dientes.

Cuide su aliento

El mal aliento es muy mal visto por quienes lo sufren. Si tiene dudas sobre la frescura del suyo, no dude en preguntárselo a sus allegados: muchas personas ignoran su problema y afligen a los demás, que no se atreven a señalárselo. Las causas del mal aliento se vinculan con el estrés, una mala digestión (en particular el estreñimiento) o una alimentación desequilibrada: hable de ello con su médico. También puede deberse a residuos alimenticios atrapados entre los dientes (fenómeno que se acentúa con la edad, por la recesión gingival); después de la

comida, limpie siempre sus dientes con hilo dental, cepillitos interdentales (en la oficina) o con un aparato de limpieza dental a presión (en casa).

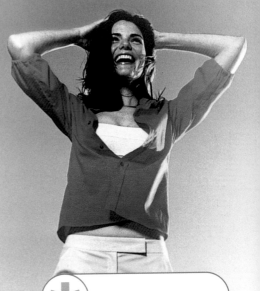

> Para impedir la flacidez de los rasgos, sonría lo más a menudo posible y pruebe este ejercicio, hágalo varias veces al día: ría a carcajadas pronunciando "J" y "U".

✳ EN POCAS PALABRAS

✳ Ría, ¡es bueno para su salud! Al reír, libera inmunoglobulina A, que estimula su sistema inmunológico y la protege contra infecciones.

✳ Para tener buen aliento, imite a los orientales: talle su lengua con una espátula de acero para eliminar las bacterias.

19

no se acompleje ante los hombres

Usted gasta una gran energía en mantenerse joven, bella, activa y dinámica para gustarse a sí misma, pero principalmente para seguir agradando a los hombres. Cuando el estrés la aceche, mírelos: ¡el tiempo también pasa para ellos!

Ellos envejecen peor que usted

El hombre busca su propio gusto, la mujer busca gustar: un hecho indiscutible del que se derivan nuestros comportamientos, tan diferentes según los sexos. Las revistas, la televisión, el entorno familiar, la sociedad entera nos "obligan" a ser bellas y deseables, de lo contrario deja de ser considerada la mujer. La presión es inmensa y nosotras nos sometemos a ella dócilmente, algu-

● ● ●   P A R A   S A B E R   M Á S

> La menopausia es una verdadera revolución biológica: los ovarios dejan de funcionar, provocando una profunda carencia de hormonas sexuales, así como la interrupción de la fertilidad. Nada parecido en el hombre, que no sufre ninguna revolución hormonal y puede ser fértil toda su vida.

> No obstante, las investigaciones han demostrado que en algunos hombres (30 a 40% aproximadamente), el índice de testosterona "biodisponible" podría disminuir de manera significativa a partir de cierta edad.

nas veces ciegamente. El hombre, por su parte, no se preocupa más de la cuenta por su aspecto físico. Una mirada sobre las calvicies precoces, las barrigas de sacristán y los puñados de amor no muy incitantes debería bastarle para levantarle el ánimo en los momentos de tristeza. Y debe estar orgullosa de sus 50, notoriamente mejor cuidados.

Ellos también tienen sus problemas

Como dice el doctor David Elia en su libro *Cómo mantenerse joven después de los 40*, "la andropausia se infiltra subrepticiamente, se asienta y se desarrolla a espaldas del hombre". El síntoma más evidente —y el único que realmente preocupa a los interesados— es la disminución de la eficiencia sexual. Los hombres la viven tanto peor cuanto que lo ignoran todo, o casi, de su fisiología y están a mil leguas de pensar que sus dificultades de erección pueden ser por causas hormonales. Esta nueva circunstancia se acompaña a menudo de una pérdida de tono general y de una falta de motivación, incluso de un estado depresivo. Una dosificación hormonal permitiría establecer si efectivamente se trata de una carencia de testosterona (menos de 2 000 picogramos por mililitro), en cuyo caso es muy posible considerar una terapia de reemplazo, al igual que para las mujeres.

> Se puede pues hablar de andropausia, aun cuando este término siga siendo bastante confuso y no tenga para nada las mismas implicaciones que en la mujer. El descenso de la actividad testicular (hipogonadismo) varía enormemente de un sujeto a otro y puede extenderse hasta por 20 años (entre los 45 y los 65).

EN POCAS PALABRAS

* La cincuentena es un periodo delicado para la pareja: confrontada a su respectivo envejecimiento, ambos deben esforzarse por mantener el diálogo.

* Si su compañero "ya no es lo que era", no dramatice. Mejor exhórtelo a consultar a un médico y a no renunciar a sus relaciones sexuales.

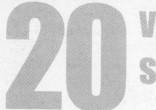

20 vuélvase sensual

Si acepta su edad y da a la experiencia de la vida su justo valor, descubrirá que su poder de seducción, lejos de haber desaparecido, puede, por el contrario, aumentar.

La importancia de un cuerpo en forma: tanto en la mujer como en el hombre, el descenso de la libido está lejos de tener sólo causas hormonales. La conciencia de haber aumentado de peso y de poseer un cuerpo menos firme lleva a algunas mujeres a sentirse menos deseables y a evitar las relaciones sexuales. El aspecto de la pareja también puede contar, así como la monotonía y el desgaste.

Reinvente las relaciones sexuales: para gustar, ¡primero hay que gustarse! Al recuperar la línea y un buen tono muscular, usted se sentirá mejor consigo misma. También hay que reencontrarse con las fantasías o descubrir nuevas, "volver a erotizarse". A los 50 años es posible reinventar el sexo, pero es cosa de dos. ¡Sin diálogo, no hay salvación!

● ● ● PARA SABER MÁS

> Durante la menopausia, las células que producen estrógenos y progesterona desaparecen gradualmente.
> En muchas mujeres los ovarios se atrofian por completo, pero en aquéllas cuya actividad ovárica continúa parecen interesarse en el sexo por un tiempo más prolongado.

EN POCAS PALABRAS

* Mantenga su "cuerpo erótico" con masajes, cremas perfumadas y lencería.

* No se abandone.

* Apueste por su nuevo poder de seducción, ya no sólo físico.

testimonio

50 años...

¡y toda una vida

por delante!

"El año que antecedió a mis 50 no fue color de rosa: de hecho, estaba preocupada por pasar ese umbral, por volverme, yo también, una 'cincuentona', ¡lo que es tanto como decir 'vieja y fea'! Pero dos meses antes del fatídico cumpleaños, algo se activó en mi cabeza y decidí organizar una gran fiesta. Mandé imprimir las invitaciones, en las que me representé con los rasgos de una simpática bruja, valientemente encaramada sobre su escoba, en medio de un cielo estrellado. ¿El texto? '50 escobas, ¡hay que celebrarlo!' Todo el mundo vino y la fiesta fue muy alegre. Esa noche decidí que nunca escondería mi edad y que, por el contrario, tenía buenas razones para estar orgullosa de ella. También comencé un programa de *fitness*: 40 minutos de *jogging* todas las mañanas, natación dos noches por semana y bici todos los fines de semana en el campo. Mi silueta mejoró notablemente y no tengo que seguir ninguna dieta en particular."

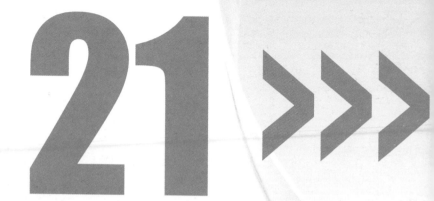

21

>> **Tiene usted suerte.** Cuando una necesidad se manifiesta con vehemencia, la cosmetología se moviliza y concentra sus esfuerzos en los problemas de belleza de las mujeres como usted.

>>>> ¿Su rostro comienza a mostrar signos de fatiga? Usted es de las primeras en contar con **líneas de productos especialmente creados para las pieles llamadas** *maduras*. ¿Empiezan a darle serias preocupaciones las canas? Puede desaparecerlas en casa en menos de una hora gracias a tintes cada vez más eficaces.

>>>>>> Las nuevas cincuentonas cada vez son objeto de más atenciones por parte de la industria cosmética y de los medios de comunicación. **Sería un pecado no aprovecharlo.**

40
CONSEJOS

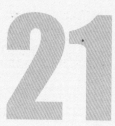

21

especialícese en cosmetología

Hace apenas unos cuantos años, las mujeres de más de 45 sólo disponían de productos genéricos "antiarrugas". Hoy en día representan un nicho cosmético de pleno derecho. ¿El resultado? Productos cada vez más eficaces, dirigidos a las crecientes necesidades de su piel.

Las sustancias activas de los nuevos productos

• **Los ácidos de fruta y los ácidos alfa hidróxidos (AAH):** su efecto exfoliante devuelve al rostro su resplandor, pero pueden acelerar el adelgazamiento natural de la piel. Utilícelos con prudencia.

• **Los antioxidantes** (en particular las vitaminas E, C y el betacaroteno): neutralizan los radicales libres y se extraen de ciertos vegetales.

● ● ● PARA SABER MÁS

> Hoy, los cosmetólogos aconsejan limitar al máximo las sustancias exfoliantes, porque una piel que envejece pierde naturalmente su grosor y no necesita productos desincrustantes. La investigación actual se preocupa por prolongar la vida de las células de la capa córnea de la epidermis, manteniéndolas en su lugar el mayor tiempo posible, así como las sustancias que las consolidan.

> La unión dermohipodérmica, aliada de punta en el combate antienvejecimiento, consiste en estimular los sistemas de autodefensa de nuestra piel

- **Las ceramidas**: estos lípidos retienen la humedad y estabilizan la estructura de la piel.
- **El colágeno**: es un excelente agente hidratante utilizado desde hace mucho tiempo en cosmética.
- **La elastina**: como el colágeno, esta sustancia se encuentra naturalmente en nuestra piel, dándole elasticidad. Aplicada en crema, su molécula proteínica favorece la formación de una capa protectora que retiene la humedad.
- **Las enzimas**: estas proteínas, derivadas de ciertos vegetales, mejoran la textura de la piel al exfoliarla. Son menos irritantes que los AAH.
- **El oxígeno**: muy extendido en las cremas recientes, su eficacia cosmética parece, sin embargo, discutible.
- **Los péptidos**: estos aminoácidos pueden reactivar la actividad secretora de la piel al inducir la producción de sustancias vitales como el colágeno.

- **El té:** gracias a los fenoles antioxidantes que contiene, el té (sobre todo verde) es analizado cada vez más por los investigadores. Se encuentra en diferentes cremas corporales.

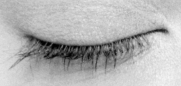

- **La vitamina A**: a menudo comparada con el retinol (*Retin-A*), puede tener contraindicaciones. Los derivados menos potentes, llamados *retinilos*, figuran en numerosas cremas antienvejecimiento.

con sustancias de origen vegetal: pepitas de uva, nopal, extractos de girasol, de manzana y de *Rosa centifolia*; nuez de grenoble, alga azul de agua dulce… La lista es interminable y se alarga continuamente.

EN POCAS PALABRAS

∗ La tensión nerviosa acentúa las arrugas. ¡Manténgase zen!

∗ Con este fin, nació una nueva ciencia: la neurocosmetología.

∗ No exagere con el retinol, pues puede resecar su piel.

∗ No trate su piel con demasiados principios activos diferentes: aceleraría su envejecimiento.

22

ocúpese de sus arrugas

Lo primero que debe hacer es aceptar la realidad:
El tiempo pasa, sus errores pasados
—demasiado sol, cigarrillos y estrés—
le han dejado una herencia de arrugas.
La cosmética moderna no las desaparecerá,
pero podrá atenuarlas visiblemente.

Primera regla: hidratar

Una hidratación permanente es la primera medida preventiva contra las arrugas. Ya no compre nada al azar: sólo escoja productos de cuidados especiales para pieles maduras. Por la mañana, aplíquese una crema protectora de día (con pantalla UV) en rostro, cuello y escote. Asegúrese de que el aire de su casa esté suficientemente húmedo: la calefacción y el aire acondicionado resecan terriblemente.

● ● ● PARA SABER MÁS

> La cantidad y la profundidad de las arrugas dependen del tipo de piel, de la herencia, de los tics, de los cigarrillos..., pero los primeros responsables son, por supuesto, los rayos UV, cuyo efectos no se limitan a las asoleadas de verano.

> La luz del sol ataca la piel en todas las estaciones, incluso en el invierno, a través de las ventanas. Nunca salga sin aplicarse un buen filtro solar en todas las partes expuestas (rostro, cuello, escote, manos).

Si es necesario, compre un humidificador, que desinfectará regularmente para evitar que las bacterias se emplacen en él.

Segunda regla: regenerar y estimular

El debilitamiento del sistema inmunológico de la piel es la causa principal de su envejecimiento. La crema de noche repara las agresiones del día activando esos sistemas defensivos. Aplíquela después de desmaquillarse con cuidado; hágala penetrar con la yema de los dedos, con pequeños movimientos circulares de abajo hacia arriba. Haga lo mismo en el cuello y el escote, pero esta vez de arriba hacia abajo.

> En verano, acostúmbrese al sombrero de paja (muy inclinado) que protegerá eficazmente su rostro. Siempre lleve con usted un bloqueador solar de protección total para renovar las aplicaciones en las manos durante el día.

Tercera regla: ¡no arrugue la frente!

Un rostro expresivo es, ciertamente, más atractivo que un rostro totalmente inmóvil. Sin embargo, muchas de nosotras tenemos tics de expresión que no sólo nos afean, sino que también contribuyen a formar arrugas profundas en la frente. Deshacerse de ellos no es fácil: pida a sus allegados que le indiquen cada vez que contraiga el rostro. Acuda a darse un masaje facial una vez por semana en una clínica.

EN POCAS PALABRAS

* Una vez al mes, hágase un tratamiento profundo con un suero antiedad.

* Para alisar sus arrugas antes de una noche de fiesta, aplíquese una mascarilla y recuéstese 15 minutos.

* Escoja una loción tonificante sin alcohol.

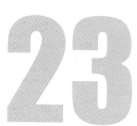

23

mejore el óvalo de su rostro

Con el tiempo, el rostro pierde firmeza de forma diferente según la epidermis. Las pieles delgadas suelen maltratarse, mientras que las pieles grasas se relajan más fácilmente. No se asuste, ¡saldrá victoriosa!

Escoja productos reafirmantes

Los productos reafirmantes de la piel estimulan la producción de colágeno, refuerzan los fibroblastos protegiéndolos de las agresiones internas y externas, activan la circulación sanguínea y favorecen la eliminación de toxinas al drenar los poros.

Encontrará numerosos productos comerciales. Generalmente su efecto se especifica en el nombre, que debe incluir las

● ● ● PARA SABER MÁS

> La pérdida de firmeza del rostro se origina en la dermis, la cual tiene cada vez más dificultades para renovar los fibroblastos degradados. Al disminuir también la producción de colágeno y de elastina, origina una pérdida de tonicidad y de elasticidad. La dermis, parecida a un colchón sobre el que estaría colocada la epidermis, se afina, se vuelve flácida y se arruga. Si a ello le añade el relajamiento de los músculos del rostro, también sometidos a la ley de la gravedad, usted comprenderá por qué todo su rostro parece irresistiblemente "caído".

palabras: "*Lift*", "firmeza", "*fermeté*", "*firm*"... Analice la información de las etiquetas y prefiera las marcas conocidas.

Aprenda las rutinas reafirmantes

• Cuando se aplique la crema, aproveche para dar masaje a su rostro con la yema de los dedos en pequeños movimientos ascendentes y circulares. Para tonificar el contorno de los labios, simule soplar una trompeta moviendo los labios hacia adelante; luego simule una flauta, con los labios apretados.
• Guarde su tónico y su aspersor de agua mineral en el frigorífico para tonificar mejor sus músculos faciales.
• Evite las habitaciones sobrecalentadas. Duerma con la ventana abierta.
• Dé un masaje suave en los arcos de las cejas por arriba y por debajo de éstas, de la nariz hacia afuera: efecto drenante y antiestrés garantizado.

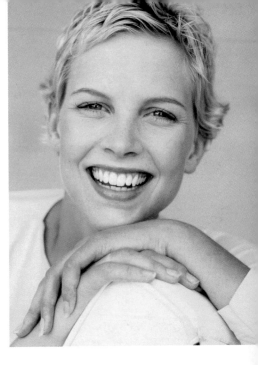

> Los productos antiflacidez más eficaces están hechos a base de "sustancias-grapa", que prolongan la cohesión entre la dermis y la epidermis al tiempo que estimulan la renovación celular.

EN POCAS PALABRAS

* Aprenda la técnica de "pellizcos" de Jacquet con una cosmetóloga: con la yema de los dedos, se pellizca con suficiente firmeza para tonificar la epidermis, tenga cuidado para no distenderla.

* Mantenga la cabeza en alto en cualquier circunstancia: así prevendrá la papada.

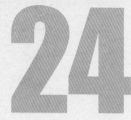

24 pruebe las mascarillas rejuvenecedoras

La mascarilla es un regalo para su piel, un toque juvenil cuando cuenta con poco tiempo para ocuparse de usted misma.

Un momento invaluable de relajación: una mascarilla relajante tendrá poco efecto si está estresada o apurada. Para obtener un resultado óptimo, prevea por lo menos un cuarto de hora de calma total. Luego de desmaquillarse cuidadosamente, aplíquese una capa uniforme sobre todo el rostro, salvo en el contorno de los ojos. Recuéstese enseguida con una revista, música suave y los pies sobre un cojín grande. Durante todo este tiempo, respire profundamente con el diafragma. Al terminar tendrá un aspecto soberbio: ¡como nueva!

Regale una mascarilla a sus senos: la mascarilla activa la circulación en los vasos sanguíneos, tiene un efecto reafirmante en la piel, como un "sostén natural". Aplíquesela con delicadeza, evitando la areola, durante 15 minutos, luego enjuague con agua fría. Complete con una rociada de agua floral.

● ● ● PARA SABER MÁS

> **Escoja la mascarilla según su problema:** calmante para eliminar enrojecimientos; tonificante para un efecto reafirmante; limpiadora para eliminar impurezas profundas; antibrillo para las pieles grasas; refrescante o relajante antes de una fiesta…

✳ EN POCAS PALABRAS

✳ Siempre tenga en casa mascarillas, para utilizarlas cada vez que lo necesite.

✳ Existen también mascarillas para el cabello (*véase* Consejo 27).

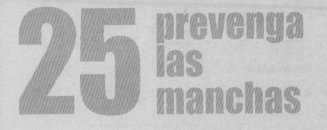

25 prevenga las manchas

Las manchas que aparecen en el rostro, las manos y el escote se deben al efecto acumulativo de los rayos **UV**. Nunca es demasiado pronto para prevenir y tratar de limitar los estragos.

¡Protéjase todo el año! Nunca nos cansaremos de repetirlo: el sol afecta nuestra piel tanto en invierno como en verano. Acostumbre a protegerse en cualquier estación del año. Aplíquese siempre un bloqueador total en las manos antes de salir: guarde un tubo a la entrada de su apartamento y en su automóvil. En cuanto al rostro y cuello, escoja cremas hidratantes y maquillajes —bases y cremas con color— con bloqueador solar (revise las etiquetas).

Consulte a un dermatólogo: un tratamiento a base de hidroquinona o de Retin-A puede difuminar sensiblemente las manchas. Algunos médicos prescriben preparaciones a base de ácidos frutales, vitamina A ácida (ácido transretinoico) y corticoides para aclarar la piel. No dude en consultar.

● ● ● PARA SABER MÁS

> **Las manchas de envejecimiento se deben a la hiperactividad de los melanocitos, células que fabrican la melanina, el pigmento natural de la piel.**

> **Esto afecta más a las mujeres que han pasado más veranos al sol que otras.**

EN POCAS PALABRAS

* La herencia también es responsable de la aparición de manchas: Algunas pieles estan más predispuestas a los rayos UV que otras.

* Es posible borrar las manchas con láser u otras técnicas (*véase* Consejo 54).

Con la edad, los labios se adelgazan y agrietan, mientras que las comisuras tienden a caerse inexorablemente, dando al rostro una apariencia huraña. Una escena catastrófica que, sin embargo, es posible prevenir.

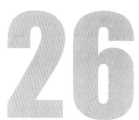

26

cuidados específicos para sus labios

Cuidados hidratantes para obtener unos labios carnosos

Todas las mujeres —o casi— sueñan con una boca carnosa, sinónimo de mucha sensualidad. Antes de "pasar al acto" (quirúrgico) con el riesgo de lamentarlo amargamente después, pruebe las cremas rejuvenecedoras para los labios, cuyo efecto es visible: los vuelven más carnosos y atenúan las arruguitas. Se aplican sobre los labios y su contorno.

● ● ● PARA SABER MÁS

> La piel de los labios es de hecho una mucosa. Por definición, es más frágil que la piel, pues sólo se constituye de cinco capas (contra las 15 de la piel). Y, lo que es peor, tiene una molesta tendencia a agrietarse. A menudo el problema se vincula con el invierno, debido al frío y a una carencia de vitamina D, derivada de la falta de sol. Hable de ello con su médico, quien podrá prescribirle vitamina D en monodosis.

Trucos del maquillaje

El lápiz labial "corrido" es el típico problema de los labios maduros: tiende a extenderse donde no debería. La solución: antes de aplicarlo, dibuje el contorno de la boca con un delineador de labios cuya cera impedirá que el labial se escurra. Evite los colores demasiado oscuros, que tienden a endurecer el rostro. Como regla general, escoja un labial con un tono más oscuro que sus labios. Atrévase a usar los rojos vivos sólo cuando esté bronceada. El resto del tiempo opte por tonos rosados y anaranjados. Pida la opinión de sus allegados: el labial es el maquillaje que se nota más y ellos podrán responderle perfectamente. Un último consejo: ¡revise regularmente que su labial no haya manchado sus dientes!

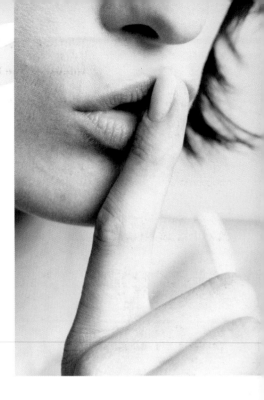

> Nutra sus labios continuamente con un bálsamo enriquecido con vitaminas. Cómprese por lo menos cuatro barras, para que siempre tenga una a la mano (en su bolso, su automóvil, su casa y el cajón de su escritorio).

* EN POCAS PALABRAS

* Para atenuar las arruguitas verticales alrededor de los labios, apliquese mañana y noche una crema especial para el contorno de labios.

* ¡Sonría y ría! Es el medio más eficaz para combatir la tendencia natural de la boca a pandearse.

27

cabello: no lo abandone

Alrededor de los 50, es frecuente querer cambiar de aspecto. Antes de revolucionar su corte de cabello o de cambiar el color, comience por dar a su cabellera cuidados nuevos, enfocados según sus nuevas exigencias.

Brillo, sinónimo de juventud

Con el tiempo, el cabello suele perder brillo, volumen y fuerza. Conviene entonces optar por un peinado más corto y darle cuidados específicos que prevendrán la caída y le devolverán brillo y vitalidad. Pruebe los tratamientos que contengan sustancias naturales como germen de trigo (nutritivo), manteca de karité (reparador), frutas y plantas cítricas (vitaminadas), arcilla de *rhassoul*

● ● ● PARA SABER MÁS ───────

> El volumen, la firmeza y la calidad general del cabello se deben en gran medida a la herencia. Algunas mujeres conservarán una hermosa cabellera toda su vida, mientras que otras se enfrentarán desde su más tierna juventud a cabellos finos y frágiles. Dicho esto, el cabello toma energía de los vasos capilares del cuero cabelludo: su aspecto también depende, pues, de un buen equilibrio alimenticio. Requiere vitaminas (B, E y F), oligoelementos (zinc, selenio, azufre y fierro), sales minerales (magnesio y calcio) y aminoácidos.

(purificante), aceites esenciales (equilibrantes). Las moléculas vegetales se asimilan más fácilmente que las moléculas químicas y penetran mejor en la keratina del cabello. Cada tercer fin de semana, consienta a su cabello con una mascarilla de acuerdo con su problema específico. Déjela actuar durante 20 minutos bajo una toalla caliente: los resultados la sorprenderán, sobre todo si lo hace regularmente.

Cabello teñido

Para proteger su cabello y reavivar el color, trátelo lavada tras lavada con productos específicos. Un producto para antes del champú protegerá los pigmentos del agua y de las sustancias detergentes. Utilice enseguida un champú ultrasuave, especial para cabello teñido. Al final, un acondicionador alisará el cabello y garantizará su brillo.

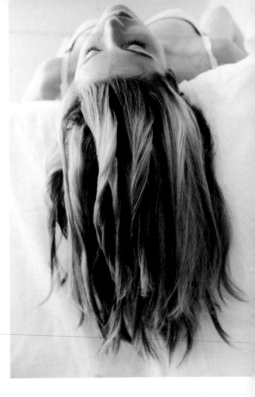

> En caso de deficiencia, los complementos alimenticios pueden resultar muy útiles. Algunos incluso han sido especialmente estudiados para tratar la caída ocasional del cabello.

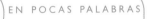

EN POCAS PALABRAS

* Tenemos aproximadamente 120 000 cabellos y perdemos 30 000 al año, es decir, entre 50 y 100 diarios en promedio.

* El sol es un enemigo del cabello, sobre todo a partir de cierta edad; protéjalo con un sombrero o un pañuelo.

61

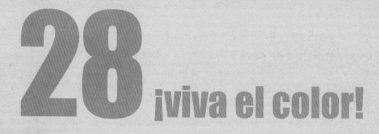

28 ¡viva el color!

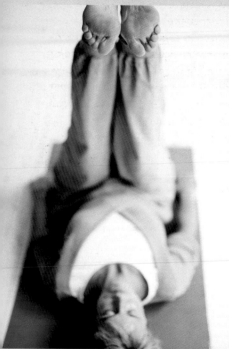

El gris le sienta bien a algunas mujeres, sobre todo a quienes encanecieron precozmente. Sin embargo, a partir de los 50, casi siempre da un aspecto envejecido. Es momento de reaccionar.

PARA SABER MÁS

> El cabello gris no existe: es un efecto óptico que resulta de la vecindad de cabellos de color normal con las canas. Un número equivalente de canas y cabellos naturalmente pigmentados da una cabellera de un hermoso gris uniforme y luminoso. La despigmentación del cabello es un proceso muy lento, que requiere de productos diferentes según el estado en que se encuentre.

¿Con el estilista o en casa?

Al principio, el problema no es evidente: las primeras canas pueden quitarse con una pinza de depilar. Este método resulta eficaz durante un tiempo, pero tarde o temprano deberá renunciar a él, porque las canas crecerán considerablemente.

En un primer momento, puede conformarse con una crema de color que esconderá las canas, sin ensombrecer el color natural del resto del cabello. Pida a un estilista especializado en color que se ocupe de ello, o aplíquela usted misma en casa en menos de una hora. Recuerde que, a partir de cierta edad, los colores demasiado oscuros tienden a envejecerla. Su principal problema reside, pues, en escoger el tinte correcto: lo bastante oscuro para recubrir bien las canas, pero lo suficientemente claro para no endurecer su rostro.

Tipos de productos

Cada vez más eficaces y de fácil aplicación, los tintes temporales o semipermanentes desaparecen luego de cierto tiempo. Después de algunas pruebas, cuando encuentre el color adecuado, podrá, llegado el caso, utilizar dos tonos ligeramente distintos, aplicando el color más claro alrededor del rostro para iluminarlo. Si las canas predominan, más vale encargar a un estilista que aplique un color permanente, con tintes que penetran la cutícula del cabello y lo tiñen de manera durable. Tenga en la mira las raíces y ocúltelas en cuanto se vuelvan visibles.

> Además de los colores muy oscuros, evite los tintes demasiado uniformes, que no son naturales. Puede aclarar algunas mechas por aquí y por allá, aunque eso complica mucho el trabajo: mejor pida a un estilista que se encargue de ello.

EN POCAS PALABRAS

* Prefiera champús elaborados especialmente para el cabello teñido o decolorado.

* Algunas quincuagenarias se dejan tentar por el color rojo incendiario, que los italianos bautizaron como "rojo menopausia". Usted decida…

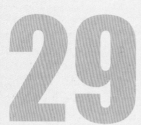

29

cuide los ojos y su contorno

Sus ojos —y más aún su mirada— son lo primero que los demás perciben de usted y constituyen uno de sus principales atractivos. Son también la parte más delicada de su rostro y merecen toda su atención.

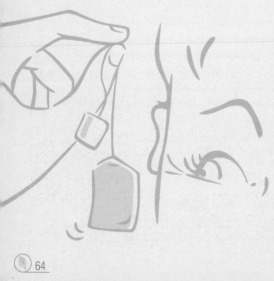

Atenúe arrugas y patas de gallo

No podrá escapar a las finas arruguitas que salen en abanico de las comisuras externas de los ojos, ni a las arrugas de la parte baja de sus párpados inferiores: se vinculan con las expresiones del rostro y, en particular, con la risa y la sonrisa. Más vale aprender a quererlas, porque son testimonio de sus emociones positivas, contrariamente a las feas arrugas que rayan la frente, pero puede combatir los factores agravantes, como los cigarrillos, la luz intensa y el estrés. Siempre tenga a la mano gafas oscuras, de manera que nunca entrecierre los ojos a la luz del sol. Nutra el contorno de sus ojos con una crema especial (las cremas para el rostro son demasiado ricas y agresivas). Mañana y noche, aplíquela en las comisuras externas, dando golpecitos delicados con la yema de los dedos para que penetre bien. Si trabaja en un lugar caluroso o demasiado seco, repita la aplicación a media jornada.

Combata las bolsas

Dependen en gran medida de la herencia, aunque una mala alimentación y un consumo excesivo de alcohol empeora la situación. Limite la cocina japonesa y china, demasiado ricas en glutamato de sodio (la salsa de soya está repleta) y, como regla general, todos los platos demasiado salados. Para desinflamar los párpados, pruebe el "antifaz helado" (de venta en farmacias) y guárdelo en el congelador. Todas las mañanas, aplíquese un gel especial para ojos hinchados.

El deseo pasa por la vista y se concreta con el tacto: una piel firme y suave es un gran recurso para seguir seduciendo. Conservar una epidermis de terciopelo está lejos de ser un imposible, aunque hace falta dedicarle el tiempo necesario.

30

conserve una piel de melocotón

Un cuerpo bello es un cuerpo bien cuidado

Pasados los 50, un cuerpo firme y liso ya no es un regalo del cielo, sino el fruto de cuidados y esfuerzos cotidianos, que comunica a los demás la confianza en nosotras mismas. No se trata de buscar la perfección, por definición imposible de alcanzar, sino de aprender a querer nuestro cuerpo como es ahora, esforzándonos por mejorar lo que se pueda.

● ● ● PARA SABER MÁS

> La exfoliación elimina las células muertas que se estancan en la superficie: tiene pues un efecto benéfico, porque devuelve el resplandor y la suavidad a la piel. Pero tenga cuidado con abusar de ella: como la del rostro, la piel del cuerpo pierde su grosor al paso de los años y los productos exfoliantes acentúan este fenómeno.

> Una buena exfoliación al regreso de las vacaciones y otra al inicio de la primavera deberían bastar. El resto del tiempo, hidrátese continuamente.
.

Piel de satín sobre músculos bien firmes

Una hidratación diaria —o dos veces al día— es la primera acción que debe integrar a su ritual de belleza. Escoja una fórmula en crema, más untuosa que la leche. Dé masaje hasta que penetre completamente. Si tiene celulitis, apliquese sobre las zonas problemáticas una crema especial anticelulitis (a base de cafeína o de cola).

En cuanto a las zonas con tendencia a la flacidez (interior de brazos y muslos, nalgas, etc.), trátelas con un producto *lift* para el cuerpo. Y por supuesto, en cuanto sea posible, ¡haga ejercicio! (*véase* Consejo 11).

Para reforzar el efecto de los productos y suavizar su epidermis al mismo tiempo que combate la retención de agua, descubra los beneficios del estimulador linfático. Se trata de una especie de cepillo de cerdas gruesas de caucho (de venta en supermercados), con el cual cepillará su cuerpo cada noche, a partir de la planta de los pies y descendiendo hacia arriba. Cepille también los brazos, a partir de las palmas de las manos con movimientos dirigidos siempre hacia el corazón. Este cuidado es muy relajante y la prepara para el sueño.

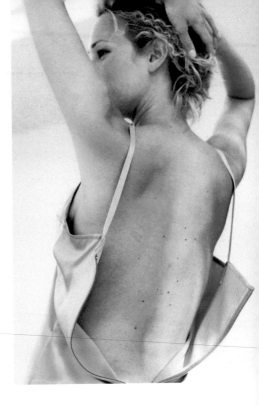

✳ EN POCAS PALABRAS

∗ Tómese el tiempo para que la crema penetre bien.

∗ ¡No olvide sus codos! Para prevenir la resequedad en ellos, evite apoyarse y trátelos diariamente con una crema particularmente nutritiva.

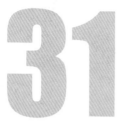

31

atienda
su cuello

Las mujeres suelen descuidar su cuello.

Es una lástima, porque traiciona su edad a menudo de manera más evidente que su rostro o su cuerpo.

Observe el suyo sin demasiada indulgencia y comience a darle toda la atención y cuidados que se merece.

Siempre con la cabeza en alto

El cuello tiende a envejecer. Si quiere evitar la condena a los cuellos de tortuga, pañuelos y otros "escondemiserias" de aquí a algunos años, comience por levantar el mentón y erguir la cabeza. Mantener la cabeza en alto estimulará los músculos de su cuello y prevendrá la papada, otra calamidad muy extendida.

●●● PARA SABER MÁS

> Su cuello rechaza las dietas para adelgazar: las mujeres que han adelgazado mucho o que perdieron peso demasiado rápido podrán confirmárselo. Los kilos de menos, sobre todo si son demasiados, se pagan a menudo con un cuello flácido y maltratado.

> La razón es evidente: al perder grasa se "vacía" el cuello, dejando la piel marchita y distendida. Esto es válido para todas las edades y con mayor razón para la suya.

Algunos ejercicios todos los días

Todas las mañanas haga estos movimientos:

• con los hombros inmóviles, vuelva el cuello para mirar detrás de usted, forzándolo al máximo (6 veces hacia la izquierda, 6 veces hacia la derecha);

• eche la cabeza hacia atrás como para observar el techo. Mantenga la posición durante 2 segundos y luego baje la cabeza, como para tocar su escote con el mentón (10 veces);

• con los hombros inmóviles, gire la cabeza en todas direcciones sin detenerse (6 veces de izquierda a derecha y 6 veces de derecha a izquierda.

Regla número 3: dar masaje e hidratar

Más que una crema para el cuerpo, utilice una crema especial para el cuello o la que pone en su rostro. Aprovéchela para dar un rápido masaje: aplique la crema con la yema de los dedos, con un movimiento rotativo bastante firme, de arriba hacia abajo.

> Es muy difícil reafirmar el cuello sin intervención quirúrgica, porque tiene pocos músculos sobre los cuales trabajar: una razón entre muchas otras para evitar las dietas draconianas y vigilar de cerca su cuello.

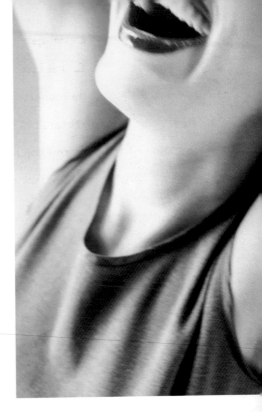

EN POCAS PALABRAS

∗ Su cuello teme al sol más que a nada: nunca salga sin haberse aplicado un filtro solar.

∗ Un porte de reina es un importante atractivo juvenil. Mantenga la cabeza erguida y un cuello bien derecho.

32 combata la inflamación

Las hinchazones del vientre son anti-estéticas y, sobre todo, dolorosas. Vinculadas con la alimentación y con la manera de comer, suelen aumentar durante la menopausia.

Aprenda a masticar de nuevo: comer demasiado rápido es la puerta abierta a las fermentaciones. La primera fase de la digestión se hace de prisa: los alimentos llegan insuficientemente triturados al estómago y sin haberse sometido a la acción química de las enzimas que contiene la saliva, por lo que éstas no tuvieron tiempo de hacer bien su trabajo.

El estómago se obliga entonces a proveer un excedente de jugos gástricos en compensación. Con una serie de reacciones en cadena como resultado: lengua recargada, acidez estomacal y, principalmente, flatulencias a causa de la formación de gas en el colon. Por tanto, es crucial masticar bien, apreciando cada bocado y concentrándose en la consistencia de los alimentos tanto como en su sabor.

Refuerce sus abdominales: una buena musculatura abdominal es excelente para evitar la inflamación. Para reforzarla, haga abdominales todas las mañanas.

● ● ● PARA SABER MÁS

> Las fibras alimenticias favorecen las hinchazones del vientre. Dosifique las verduras crudas; evite los chícharos y el pan integral; limite su consumo de papas, cereales a base de trigo integral, legumbres secas, ajo y cebolla.
> Sus aliados: cápsulas de carbón vegetal, arcilla e hinojo (*véase* en esta colección el libro *Vientre plano*).

✳ EN POCAS PALABRAS

∗ Los solteros están más expuestos a las inflamaciones del vientre: comen demasiado de prisa al no tener a nadie con quien conversar.

∗ Si le duele, recuéstese y dé un masaje a su vientre con un movimiento rotativo.

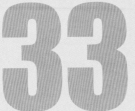

33 descubra las plantas antiedad

La fitoterapia es el arte de curarse con plantas. Al contrario de la farmacopea alopática, se basa no sólo en un principio activo aislado, sino también en el equilibrio armonioso entre varias sustancias.

Conozca las fitohormonas: las molestias de la menopausia pueden aliviarse con hormonas vegetales. Los fitoestrógenos tienen cualidades comparables a las de los estrógenos y podrían ofrecer cierta protección contra los cánceres que dependen de las hormonas y los malestares cardiovasculares.

Los más conocidos son los isoflavones, que se extraen de la soya: las mujeres asiáticas, grandes consumidoras de soya, tienen muchas menos molestias vinculadas con la menopausia e índices de cáncer muy inferiores a los nuestros.

La fitoprogesterona se obtiene a partir del ñame o *wild yam*, un tubérculo mexicano; al parecer, es eficaz contra la osteoporosis, los malestares hormonales relacionados con la menopausia en general, la depresión y también contra los riesgos de sufrir accidentes cardiovasculares.

34

cuide sus manos

Como el cuello, las manos son despiadadas reveladoras de la edad.

Por eso exigen atenciones muy particulares, tanto en verano como en invierno.

En este caso también, más vale prevenir que curar.

Los cuatro enemigos que debe neutralizar

• **El sol**: para prevenir las manchas, siempre aplíquese un bloqueador total en las manos antes de salir. Tenga varios tubos de crema a la mano: en el vestíbulo, en el automóvil y en un cajón de su escritorio. Conduzca con guantes, de manera que proteja sus manos de los rayos solares.

• **El frío**: desde los primeros fríos, nutra sus manos con una crema especial, particularmente rica en agentes hidratantes.

● ● ● PARA SABER MÁS

> Mientras que las palmas de las manos poseen una gruesa capa córnea protectora, el dorso está recubierto de una piel particularmente fina, desprovista de glándulas sebáceas, que sólo brinda una protección muy reducida contra las continuas agresiones exteriores.

> Las manos también reaccionan al estrés prolongado: se descubrió que la tensión nerviosa, combinada con la acción del frío y de los productos detergentes, pueden originar las dolorosas grietas alrededor de las uñas.

En invierno, nunca salga sin guantes. De ser necesario, dé una mascarilla a sus manos: aplique una capa gruesa de crema y póngase guantes de algodón durante una o dos horas (por ejemplo, durante la noche).

• **Los detergentes**: nunca lave los trastes ni la ropa sin guantes de plástico (los hay muy finos).

• **La resequedad**: haga la limpieza con guantes de algodón fino, ya que el polvo reseca las manos. Si manipula mucho papel, aplique crema durante su jornada de trabajo: el papel absorbe la humedad natural de la piel.

Mantenga sus uñas en la mira

Las uñas muy largas siguen seduciendo a algunas, pero debe saber que tienden a envejecerla. Es mejor conservarlas más bien cortas, perfectamente limadas y en forma cuadrada, lo que implica cuidados diarios. En cuanto al barniz, conviene renunciar a los tonos oscuros (café, granate, azul, etc.), aunque estén de moda: con ellos también se garantiza un *look* de bruja. A diario conténtese con un barniz transparente y reserve el color para cuando sale. Proscriba los nacarados: no le van a nadie (y mucho menos a usted).

> Al estar tan a menudo expuestas a la luz del día, las manos son las primeras víctimas de las manchas. Para conservarlas lisas y suaves, es indispensable darles cuidados diarios y protección continua.

35

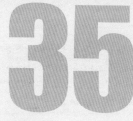

no descuide sus pies

¿Están cansados sus pies?

Con el tiempo que llevan soportando el peso de su cuerpo, confinados en zapatos con frecuencia estrechos y rara vez adaptados a su morfología, no es de sorprender que comiencen a protestar. ¡Es tiempo de echarles una mano!

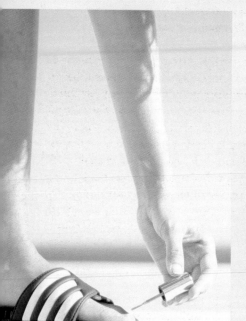

> El problema más frecuente es el *hallux valgus*, una excrecencia ósea del lado exterior del dedo gordo (a menudo llamada *juanete*), que puede provocar la transposición del dedo gordo y del segundo.

● ● ● PARA SABER MÁS

> El pie, obra maestra de la mecánica que consiste en 28 huesos y 33 articulaciones, tiende a deformarse con los años.

Dolorcitos que hacen mucho daño

Callo, callosidad, ojo de pescado: con só-lo leer estas palabras dan ganas de decir: ¡ay! En los tres casos se trata de una pequeña masa de capa córnea provista de un núcleo central duro que presiona los vasos sanguíneos capilares, provo-cando dolores a veces agudos. Tales molestias son resultado del frote repe-tido de los zapatos sobre ciertos lugares del pie. Generalmente aparecen encima de los dedos, en la planta del pie o entre los dedos. La humedad sólo empeora la situación. Para eliminarlos, evite la auto-medicación y los cortes de piel caseros que pueden provocar infecciones. Vaya con un podólogo que los quitará con bis-turí. Para prevenirlos, use zapatos más cómodos; séquese los pies meticulosa-mente, pasando la orilla de la toalla seca entre los dedos; deje respirar sus extre-midades tanto como le sea posible, caminando en casa con sandalias o en calcetines, según la estación.

Uña enterrada: intervenga de inmediato

En general, este problema concierne al dedo gordo: está inflamado, enrojecido alrededor de la uña y es muy doloroso. Vaya inmediatamente con el podólogo, quien extraerá la parte encarnada, lim-piará la herida y procurará que el creci-miento de la uña no tenga problemas. Si espera demasiado, se expondrá a una verdadera intervención quirúrgica.

> Reaccione de inmediato: renuncie a los tacones de aguja y a los zapatos estrechos, y utilice un sepa-rador de dedos y suelas especiales. Camine des-calza lo más a menudo posible y suavice sus dedos gordos haciéndolos girar sobre sí mismos. En caso de dolor, considere algunas sesiones de láser.

EN POCAS PALABRAS

* Lejos de ser un lujo, una visita al mes al pedicuro o al podólogo le ahorrará muchas preocupaciones. Y podrá seguir usando sandalias durante el verano.

* Sin un bonito barniz en las uñas, sus pies nunca lucirán limpios de verdad.

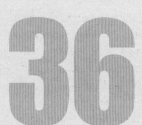

36

El maquillaje es uno de sus aliados más poderosos: ¡ni hablar de renunciar a él! Pero cuanto más pasan los años, menos derecho tiene a equivocarse. Llegó el momento de pasar revista a sus cosméticos y de convertirse en una verdadera profesional.

actualice su maquillaje

La presbicia no debe ser un obstáculo

Ni hablar de dejar de maquillarse con el pretexto de que su vista ha disminuido. Vuélvase una adepta del espejo de aumento. Maquíllese la piel y los ojos, luego calce sus lentes para corregir posibles escurrimientos y déjeselos puestos para maquillarse la boca.

Base y rubor: con la mano ligera

• **La base:** sustitúyala por una crema color hidratante (con protección UV).
• **El rubor:** prefiera los tonos anaranjados sobre los rosados subidos, pero evite también los tonos demasiado mate. Aplíquelo con una brocha, partiendo del centro de la mejilla (a la altura de las aletas de la nariz) y subiendo hasta la sien: sus rasgos parecerán estirados hacia arriba.

• **El polvo:** póngase poco, porque tiende a acentuar las arrugas. Escoja un polvo suelto del tono de su crema color, aplíquelo con una brocha gorda y limítese a las zonas brillantes (punta del mentón, nariz y frente), y compre el mismo polvo en fórmula compacta para aplicarlo durante el día.

¡Cuidado con los ojos!

• **Evite definitivamente:** el delineador líquido, que endurece la mirada y la envejece; el exceso de máscara, que forma grumos; las pestañas postizas; las sombras de ojos azul subido, verde claro y otros colores llamativos: ya de por sí le iban muy mal hace 25 años…

• **Adopte sin tardanza:** un lápiz delineador café para delinear suavemente la forma del ojo; dos o tres sombras de color (verde olivo oscuro, café o violeta oscuro) y una sombra nacarada (blanca o rosada) para su maquillaje de noche, que aplicará con toquecitos bajo las cejas.

●●● PARA SABER MÁS

> Maquillar la boca es particularmente delicado: tenga en cuenta los cambios que ha sufrido y corríjalos con máxima discreción. No agrande artificialmente el contorno de sus labios: el resultado sería grotesco. Evite que se corra (*véase* Consejo 26).

> Olvídese de los tonos café, granate, etc. (a menos que haya optado por el *look* Cruela…). Según el color de su piel y cabello, escoja tonos rojos, rosas o ladrillo. Para una máxima duración, cubra toda la superficie de los labios con delineador antes de aplicar el labial o el brillo.

EN POCAS PALABRAS

* La consigna es difuminar. Utilice un hisopo para la sombra y el delineador de ojos; algodón para el rubor y un pañuelo desechable, en el que colocará suavemente sus labios después de haber aplicado el labial.

* La línea de las cejas debe estar impecable: elimine los vellos aislados.

37
privilegie la
hora del baño

Un buen baño la libera de todas las impurezas que se adhirieron a su piel durante el día: la ansiedad, la tensión y los sentimientos negativos se despejan como por acto de magia en el agua caliente y perfumada. Así que no lo dude: ¡sumérjase!

Un momento de intimidad

Haga de su baño un verdadero ritual. Descuelgue el teléfono y cierre con llave la puerta del cuarto de baño. Llene la bañera y luego vierta el aceite perfumado de su elección. Ponga música suave, prenda una vela o dos y sumérjase durante 20 a 30 minutos con un cojincito bajo la nuca. Saldrá de ahí como nueva.

●●● PARA SABER MÁS ──────

> Los aceites esenciales son sustancias olorosas y volátiles que contienen plantas aromáticas. Almacenamos los olores en la misma región de nuestro cerebro que la memoria antigua: por eso, un simple aroma puede recordarle un momento feliz.

> El sentido del olfato del hombre primitivo estaba muy desarrollado y le permitía detectar la cercanía de un enemigo.

> Al verter veinte gotas de aceite esencial en el agua de la bañera, redescubrirá poco a poco el potencial de su olfato.

Perfume su baño "a la medida"

Está comprobado que los aceites aromáticos influyen positivamente en el sistema nervioso. Vierta de 20 a 30 gotas de ellos en la bañera y remueva bien el agua, pues no se disuelven fácilmente.

• Para eliminar la fatiga del día use aceite esencial de lavanda, manzanilla, mejorana o melisa.

• Para cargarse de energía antes de afrontar su jornada de trabajo: utilice menta piperita, anís y canela.

• Para potenciar sus capacidades intelectuales: use clavo, tomillo o albahaca.

Instrucciones para su baño

• Relájese religiosamente durante 5 minutos por lo menos.

• Con un cepillo, frote su cuerpo con movimientos rotativos: empiece por los pies y ascienda hasta el cuello. Cepille los brazos desde las manos. De pie en la bañera, cepille la parte posterior de las piernas, luego las nalgas y la espalda.

• Haga algunos ejercicios de estiramiento (*véase* Consejo 9).

• Enjuáguese con agua fresca.

• Póngase una bata de baño (si puede precalentarla en un radiador, mejor) y séquese con cuidado.

• Hidrátese a profundidad con una crema para el cuerpo.

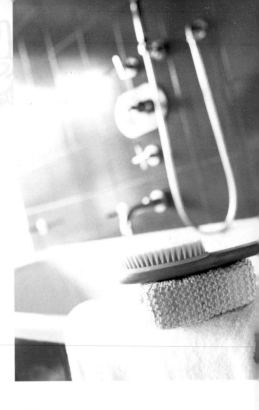

EN POCAS PALABRAS

* Limite el uso de gel. Prefiera los aceites, sales o algas marinas.

* Pruebe el baño de hierbas: en un lienzo grande de gasa, vacíe cinco bolsitas de menta, tila o manzanilla. Dóblelo y átelo con un cordón. Póngalo bajo el grifo de la bañera.

38

Las técnicas modernas de cultivo y de cría de ganado destruyen una parte de los nutrientes que contienen nuestros alimentos. Además, la menopausia predispone a ciertas carencias: por tanto, a menudo es necesario recurrir a los complementos.

descubra los complementos alimenticios

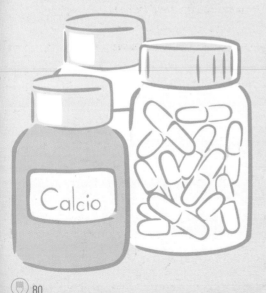

Consulte a su médico

Sobre todo, no se automedique. Sólo un análisis de sangre permitirá establecer si usted presenta carencias, y solamente un médico sabrá prescribirle las dosis que necesita. Si fuma o consume mucho alcohol, dígaselo, porque en ese caso aumentará las dosis.

Los complementos antienvejecimiento

• **La vitamina A:** antioxidante, mejora la calidad de la piel, refuerza el sistema inmunitario y combate la degeneración celular.
• **La vitamina C:** refuerza el sistema inmunológico, combate el estrés y la fatiga, protege contra ciertos cánceres, permite la síntesis del colágeno y favorece la asimilación del hierro y del calcio.

Todas las mujeres de más de 50 años deberían tomar un suplemento al menos de 1 mg al día.

• **El zinc:** es un excelente antioxidante. Refuerza el sistema inmunitario y protege la piel, los huesos y los genes.

• **El selenio:** se recomienda el complemento si fuma, si bebe mucho y si tiene muchas incrustaciones dentales.

• **El calcio:** se debe combinar con el magnesio en varias tomas; así evitará la eliminación por la orina.

• **La vitamina E:** combate los radicales libres y previene las enfermedades cardiacas y ciertos cánceres (como el de colon).

• **La vitamina Q** (o coenzima Q10): protege las neuronas, ayuda a prevenir las enfermedades gingivales y tiene importantes propiedades antioxidantes.

• **Los polifenoles:** los más conocidos son los flavonoides. Al parecer, es seguro que combaten el envejecimiento gracias a sus efectos sobre la circulación sanguínea.

● ● ● PARA SABER MÁS

> Los ácidos grasos esenciales, que comprenden los famosos *omega 3* y *6*, se han vuelto estrellas del antienvejecimiento. Considere un complemento si tiene la piel demasiado seca o si sufre alergias, hipertensión o infecciones virales crónicas (como el herpes).

> Los pescados grasos (arenque, salmón, atún, sardinas, anchoas) son proveedores importantes de ellos, así como el hígado de pescado. Asimismo, se encuentran ácidos grasos en el caparazón de los camarones.

> Podrá complementar su alimentación si ingiere cápsulas de aceite de onagra y de borraja, pepitas (pipas) de calabaza o pescado de los mares fríos.

EN POCAS PALABRAS

* Siempre deben combinarse los ácidos grasos *omega 3* con vitamina E para protegerlos de la oxidación.

* El magnesio no es un verdadero antioxidante, pero tiene importantes propiedades contra el envejecimiento.

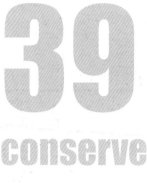

39

conserve un pecho hermoso

Los 50 representan la revancha de los senos pequeños, menos expuestos que los grandes a las consecuencias de la ley de la gravedad, aunque ambos sufren la pérdida de tono.

Tonifique y nutra sus senos

Tonifíquelos con el método de nuestras abuelas: con la ducha manual, con agua fría, rocíe su pecho durante 2 minutos, dos veces al día.

La piel de los senos es muy pobre en glándulas sebáceas: nútrala aplicando todos los días una crema hidratante. También existen cremas específicas para los senos: pruébelas, pero no espere milagros de ellas.

● ● ● PARA SABER MÁS

> La edad, las dietas constantes y los embarazos son los principales causantes de la pérdida de tono del pecho.

> Aproveche las tecnologías de punta y escoja un sostén realmente adaptado a sus necesidades.

> Los pechos pequeños son los consentidos: las nuevas copas rellenas de aire, gel o agua y los sostenes ajustables, que "levantan" según el efecto deseado, permiten lucir un escote realzado en todo momento.

Desarrolle sus pectorales

Los senos no contienen músculos, sino solamente una glándula mamaria más o menos desarrollada, rodeada de tejido adiposo. El único medio para devolverles tono es actuar sobre los pectorales que los sostienen, gracias a una gimnasia enfocada que realizará en un gimnasio con aparatos especiales, o simplemente en casa realizando los ejercicios siguientes:

• Sentada o de pie, junte las palmas de las manos como para rezar, con los codos hacia el exterior a la altura del pecho. Presione las manos como para romper un objeto resistente (10 veces seguidas dos veces al día).

• Recostada sobre la espalda, con los pies sobre el suelo, flexione las rodillas, cruce un pie sobre la rodilla opuesta y levante los brazos extendidos arriba del rostro sosteniendo una botella llena de agua. Inhale y extienda los brazos hacia atrás de la cabeza. Exhale y lleve la botella de nuevo a la posición inicial, arriba del rostro (20 veces).

• Dos veces por semana nade una hora: la brazada tiene efectos muy positivos sobre los pectorales.

• Lleve siempre un sostén adecuado. Y para terminar, ¡meta el vientre y saque el pecho! Es la mejor manera de resaltarlo.

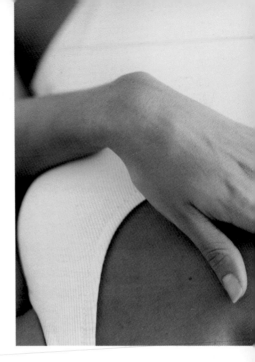

EN POCAS PALABRAS

∗ Nunca se exponga al sol con los senos desnudos. Más allá de consideraciones estéticas, es peligroso: los radicales libres que generan los rayos UV pueden causar cáncer de mama.

∗ La terapia de reemplazo hormonal (TRH) puede conservar la firmeza de sus senos.

40 declare la guerra a la celulitis

La celulitis afecta a muchísimas mujeres, a cualquier edad. Pero si no se pone en guardia, la despreciable piel de naranja aumentará con la menopausia. ¡No se deje invadir!

Conozca al enemigo para acorralarlo mejor: la celulitis es una acumulación de grasa infiltrada con agua, situada en los muslos, las caderas, las nalgas y el vientre. Hay que reactivar la circulación sanguínea y linfática para eliminar el estancamiento de líquidos: dispone de herramientas cosméticas (las nuevas cremas adelgazantes), mecánicas (masajes y ejercicio) y dietéticas (un régimen apropiado).

Una nueva generación de cosméticos: para desalojar las grasas, dos moléculas son fundamentales: la Adenosín Monofosfato Cíclico (AMPC), la Guanocín Monofosfato Cíclico (CMPC) y el extracto de geranio. También se utiliza un nuevo tipo de cafeína, asociado al sulfato de protamina, capaz de regular la formación de nuevas grasas. Otros productos recurren a las plantas asiáticas, al té, la soya y el aceite de germen de maíz.

● ● ● PARA SABER MÁS

> Para acabar con la celulitis, nada mejor que los masajes, en clínica o en casa, actúan diariamente sobre las zonas críticas con un estimulador linfático o con otros aparatos manuales de venta en tiendas especializadas.

EN POCAS PALABRAS

* Evite todo lo que entorpece la circulación: cinturones demasiado apretados, botas o jeans muy ajustados, etcétera.

* Suprima de su alimentación las salsas, las frituras, los embutidos y todas las grasas animales.

testimonio

"En las profesiones comerciales, ni hablar de verse avejentada o cansada al final del día. He probado diferentes productos antiedad: todos son válidos, aunque es importante encontrar el más conveniente, porque cada piel tiene sus propias exigencias. Todos los sábados por la noche me pongo una mascarilla relajante antes de salir; cada mañana me aplico una crema hidratante de ácidos frutales, otra para el contorno de los labios y otra para el contorno de los ojos (que llevo conmigo para aplicarla de nuevo si es necesario, ya que el aire acondicionado reseca la piel). En el trabajo, uso medias especiales que estimulan la circulación sanguínea a lo largo del día, para evitar sentir pesadas las piernas, que son como una maldición en nuestra profesión. Y bebo mucha agua mineral rica en calcio durante todo el día. Me regalo una sesión mensual con un buen estilista para tener siempre un corte y un color impecables."

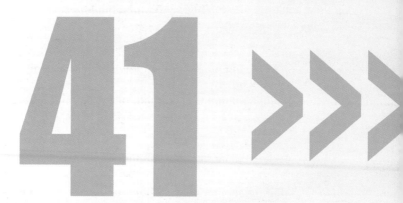

41

» Una vida saludable, cuidados cosméticos adecuados y una nueva relación consigo misma son ineludibles para **llegar a los 50 con un buen estado de ánimo**. Aunque eso no quita que el cese de la menstruación genere incontables cambios orgánicos y psicológicos.

»» Algunas mujeres pueden requerir **la intervención de un especialista** o consideran recurrir a la cirugía estética; otras, en cambio, ceden ante los nuevos medicamentos.

»»» Analicemos la realidad **sin olvidar nunca que una madurez plena** es ante todo una madurez aceptada: ningún acto quirúrgico o producto químico podrán cambiarla.

60
CONSEJOS

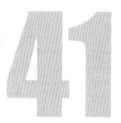

41

empiece

otra vez

Entre todas las especies vivas, la hembra de la raza humana representa una excepción: es la única que vive más de un tercio de su vida sin ser ya fértil. Una vez liberada de la función reproductiva, puede construirse una nueva vida, en perfecta autonomía.

Una generación de cambios

Es cierto, la menopausia es un sismo fisiológico. Los trastornos hormonales incluyen infinidad de repercusiones sobre el organismo femenino que se añaden al proceso de envejecimiento común a los dos sexos. Hasta la generación precedente, entrar en la menopausia era sinónimo de entrar en la vejez, pero la llegada masiva de las *baby-boomers* a este umbral cambió la perspectiva. Como quien no

●●● PARA SABER MÁS ────────

> La menopausia es parte de la vida, de la misma manera que lo son la pubertad o la maternidad y, no obstante, ha sido por largo tiempo un tabú. Un gran número de divorcios se dan alrededor de los 50 y la causa principal es la falta de comunicación.

> Hablar de este periodo de cambios permitirá a sus allegados conocerla mejor, comprenderla y, por tanto, respetarla. Agreguemos a esto que las mujeres con un oficio gratificante o que cultivan una pasión, viven mejor su menopausia.

quiere la cosa, ustedes están transformando el concepto de la sociedad acerca de las mujeres que han dejado de ser fértiles. Gracias a los fabulosos avances de la medicina —y a una mentalidad propia de su generación— pueden mantenerse físicamente atractivas, profesionalmente activas, en excelente salud durante largos años y, por añadidura, con un tesoro invaluable: la experiencia de la vida y la sabiduría que de ella se deriva.

¿En retroceso?
Quizá, pero lista para empezar

En otros tiempos, se llamaba a la menopausia "la edad crítica". De hecho, se trata más bien de un serio viraje. Los 50 representan uno de los pasajes más importantes de su vida e implican ventajas indiscutibles. Por primera vez en su vida, descubre usted un campo casi ilimitado de posibilidades. Una nueva salida la espera: ¡buen viaje!

> Para encontrar respuestas a sus preguntas, revise el libro *Menopausia* disponible en esta colección.

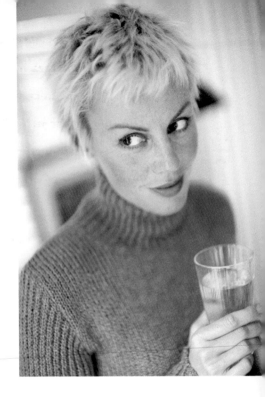

EN POCAS PALABRAS

* La edad de la menopausia se vincula a menudo con la herencia: si su madre o su hermana mayor tuvo una menopausia precoz (o tardía), es probable que sea igual para usted.

* En 2020, las mujeres de entre 50 y 64 años serán más de 49 millones en América Latina.

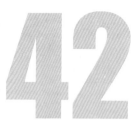

42

piense
seriamente
en la TRH

La terapia de reemplazo hormonal (TRH) consiste en proporcionar al organismo los estrógenos y la progesterona que los ovarios dejaron de producir, reduciendo así la mayor parte de los síntomas relacionados con esta deficiencia hormonal.

Ventajas reales... y supuestas

Está comprobado que la terapia de reemplazo hormonal (TRH) suprime casi de inmediato los bochornos; devuelve el tono, mejora el humor y reduce el insomnio; en 80% de los casos, evita la desmineralización ósea y previene la osteoporosis; disminuye a la mitad los riesgos de accidentes cardiovasculares, suprime los dolores de las articulaciones

●●● PARA SABER MÁS ──────────

> Para tomar una decisión bien pensada, busque un buen ginecólogo: competente, por supuesto, pero también sin prejuicios. Cuidado con los ginecólogos "todo hormonas" y con los que son totalmente "anti". Asegúrese de que realmente la escuche y de que tenga en cuenta sus exigencias.

> Antes de prescribirle la TRH, el ginecólogo le solicitará un perfil hormonal y se informará sobre sus antecedentes familiares (en particular, de cáncer de mama). Ambos decidirán de qué manera le administrará hormonas: parches, gel o comprimidos.

y ayuda a controlar el peso y a mantener una buena masa muscular. Además, la TRH podría incrementar la longevidad, prevenir el mal de Alzheimer y aliviar los problemas de memoria y concentración.

Los inconvenientes

La TRH puede aumentar el riesgo de cáncer de mama. El resto de los inconvenientes son de menor gravedad: inflamaciones, aumento de peso, tensión o dolor en los senos (sólo si el producto está mal dosificado); frecuente reaparición de la regla, y raros accidentes de trombosis y de embolia en las mujeres predispuestas.

Recuerde que deberá hacerse una mamografía cada dos años si no presenta ningún factor de riesgo ni síntoma alguno (dolores, nódulos, etc.). Si, en cambio, hay algún factor de riesgo (antecedentes familiares de cáncer de mama, mastopatía, ausencia de embarazo o tabaquismo), tendrá que practicarse una mamografía cada año.

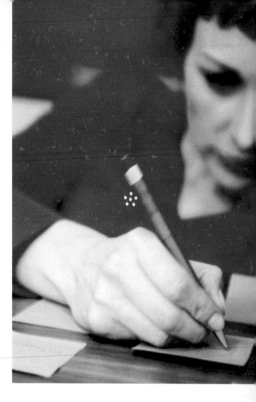

EN POCAS PALABRAS

* Ahora usted puede tomar estrógenos en forma de spray nasal (de venta en farmacias).

* Muchas mujeres en todo el mundo entre 50 y 65 años de edad utilizan la TRH.

43 prevenga los problemas

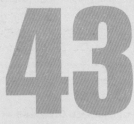

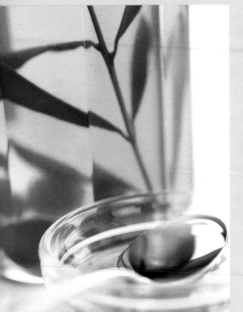

El riesgo cardiaco aumenta después de la menopausia de forma lenta pero segura. La situación empeorará si es sedentaria, si sus padres eran cardiacos, si tiene malos hábitos alimenticios y si a menudo se estresa.

● ● ● PARA SABER MÁS

> Hasta la menopausia, las mujeres están cuatro veces menos expuestas al infarto que los hombres, gracias a la protección natural de los estrógenos, que ejercen una acción

vasodilatadora en las arterias y tienden a disminuir el índice de colesterol malo. Esta ventaja perdura por algún tiempo después del cese de la ovulación y luego disminuye progresivamente. Hacia los 60 años ya no hay diferencia entre los sexos.

La aterosclerosis, una enemiga al acecho

Es la principal causante de las enfermedades cardiovasculares. Se vincula con la oxidación de las grasas alimenticias que se depositan en placas sobre las paredes arteriales, las cuales se engruesan y endurecen dificultando la circulación de la sangre. Cuando la arteria se obstruye completamente, ocurre el infarto. Para evitar los riesgos de accidentes, comience una estrategia de prevención.

Su aliado número 1: el ejercicio

Una práctica deportiva regular y sostenida disminuye la frecuencia cardiaca, contribuye a eliminar el colesterol "malo" y reduce hasta en 50% los riesgos de accidentes coronarios. A los 50 años, tendría que hacer una hora de ejercicio tres veces por semana. A los 60 años, las sesiones tendrían que pasar a 45 minutos 4 o 5 veces por semana. Como la intensidad del esfuerzo disminuye con la edad, tendrá que aumentar progresivamente la frecuencia de las sesiones.

Siga el ejemplo cretense

El récord de longevidad de los cretenses y su notable salud cardiaca despertaron el interés de numerosos investigadores, quienes analizaron su alimentación. Los cretenses no consumen productos lácteos —salvo un poco de queso— y muy poca carne y huevo. La base de su alimentación consiste en leguminosas secas, pastas, cuscús, arroz y pan entero; aceite de oliva; frutas y verduras en abundancia (de las cuales el ajo y, sobre todo, la verdolaga tienen virtudes notables); vino tinto en las comidas y, para terminar, muchos caracoles mediterráneos.

> Un buen suplemento alimenticio puede funcionar como prevención eficaz: sus principales aliados son la vitamina E, que protege las paredes de las arterias (y no presenta ninguna toxicidad), el magnesio, y el potasio, la coenzima Q10, las vitaminas A y C y los ácidos grasos *omega 3*.

EN POCAS PALABRAS

* El ajo es un gran amigo del corazón. ¡Uno o dos dientes de ajo fresco al día podrían reducir el riesgo de infarto en 66%!

* El té (verde, de oolong o negro) previene las trombosis y disminuye la tasa de colesterol y de triglicéridos.

Desde hace algún tiempo, las hormonas sintéticas dan mucho de qué hablar: En primerísimo lugar, la DHEA, que suscitó una verdadera locura. En todos los casos, la prudencia se impone.

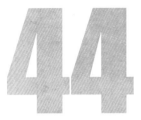

conozca los nuevos medicamentos

Las hormonas, fuente de juventud

Estas sustancias clave para nuestro bienestar y nuestra salud influyen en todo el organismo. Su producción disminuye progresivamente con la edad (o cae de forma brusca durante la menopausia). Con las hormonas sintéticas, la medicina se propone restituir en nuestro organismo ciertas características propias de la juventud o, al menos, permitirnos "envejecer con juventud".

● ● ● P A R A   S A B E R   M Á S

> La industria cosmética se interesa cada vez más en el uso de nuevos medicamentos —particularmente en las hormonas sintéticas— en sus líneas de productos antiedad.

> Sin embargo, conviene ser prudente; en efecto, aplicada en la piel, la DHEA penetra directamente en la sangre. Por lo tanto, no pueden excluirse efectos secundarios.

La DHEA bajo estricta vigilancia

La deshidroepiandrosterona estimula la producción de otras hormonas, comenzando por los estrógenos y los andrógenos. La DHEA ha sido objeto de numerosas polémicas. Su eficacia es, al parecer, más evidente en las personas mayores de más de 65 años. Esta sustancia parece superflua para las mujeres de 50 en adelante que siguen la TRH. No se recomienda en ningún caso a personas afectadas por un cáncer inicial.

La melatonina regula el reloj biológico

Aunque sea eficaz para recuperar el sueño luego de una diferencia horaria, nunca se ha probado que esta hormona retarde el envejecimiento. Sin embargo, muchos estadounidenses la consumen desde hace años, convencidos de que se trata de un verdadero elixir de juventud.

La hormona del crecimiento

Una carencia de la hormona de crecimiento hace envejecer precozmente. De ahí la idea de administrarla para "rejuvenecer" a individuos de edad. Los resultados parecen convincentes, pero los efectos secundarios son importantes: retención de agua, diabetes y riesgo de desarrollar células cancerosas.

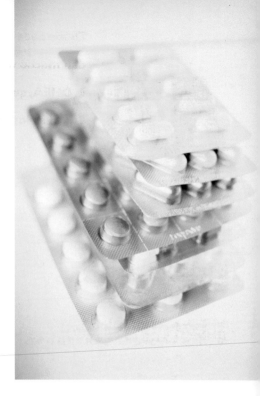

EN POCAS PALABRAS

* La DHEA se vende libremente por Internet: ¡cuidado, peligro! Es indispensable adquirirla en farmacia y bajo prescripción médica.

* Para comprobar la eficacia de la DHEA en un sujeto de 40 años, habrá que esperar a que tenga 80.

De todas las operaciones de cirugía estética, el *lifting* cérvico-facial es la que más se practica. Esta intervención lejos de ser inocua, la expone a entrar en una espiral de operaciones. Piénselo bien.

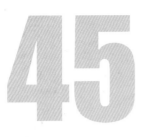

45

lifting :
no se
precipite

¿De qué se trata exactamente?

El cirujano desprende la piel y vuelve a colocar en su lugar los tejidos musculares superficiales (SMAS, Sistema Músculo Aponeurótico Superficial) que, con los años, se desplazaron hacia abajo; enseguida elimina la piel excedente. La intervención se practica con anestesia general y algunas veces local, acompañada de tranquilizantes en fuertes dosis. La operación dura entre dos y cuatro horas y la hospitalización requiere 24 horas como

● ● ● PARA SABER MÁS

> La elección del cirujano es importante; el criterio esencial es el clima de confianza que se establezca entre ustedes. El mejor medio para informarse es por recomendación: usted confiará más en un cirujano que le hizo (muy bien) el *lifting* a una de sus amigas. Consulte a dos o tres antes de decidirse.

> Gracias al *morphing* (simulación por computadora del rostro después del *lifting*), podrá tener una idea bastante cercana del resultado final de la operación.

mínimo. El rostro se hincha y presenta equimosis, es dolorosa y deja exhausta a la paciente. Si todo resulta bien, en un mes recuperará su rostro natural. Las cicatrices se disfrazan con el cabello y, en principio, se vuelven invisibles dos meses después.

Los resultados

Un *lifting* exitoso debe hacerla parecer 10 años más joven. Los resultados perduran de 8 a 10 años, después de lo cual tendrá que resignarse o volver a empezar... No obstante, si el cuerpo no se adapta, habrá sufrido en vano y tirado su dinero por la ventana. ¿Para qué tener un rostro liso si sus manos están manchadas y sus músculos y senos flácidos? Recuerde además que la juventud empieza antes que nada en la cabeza: ningún *lifting* rejuvenecerá a una mujer aislada del mundo y encogida en su rutina cotidiana.

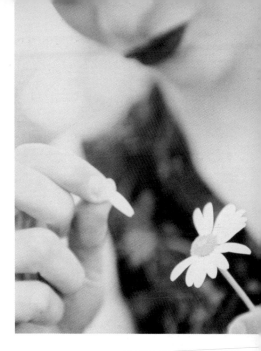

> Pero recuerde que ni el mejor *lifting* del mundo garantizará el regreso de un marido voluble, la aparición del amante de sus sueños o el éxito profesional. Además sus efectos sólo durarán un tiempo...

EN POCAS PALABRAS

* La edad del primer *lifting* se sitúa entre los 45 y 50 años en promedio.

* Prevea unas vacaciones después de la operación: durante 15 días no estará "presentable".

* El *lifting* endoscópico es una intervención más amable. Conviene a las pieles aún flexibles y, por tanto, más jóvenes (*véase* Consejo 48).

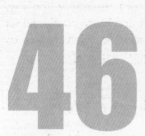

46

las alternativas del *lifting*

Para devolver firmeza y tonicidad al rostro, para borrar o minimizar arrugas y arruguitas, existen otras soluciones además del *lifting*. Aunque si quiere alisar su piel, ¡su cartera deberá estar bien llena!

El láser para reafirmar

Un nuevo láser "no quirúrgico" permite estimular la producción natural de colágeno y de fibroplastos al recalentar la dermis, sin consecuencias para la epidermis. No hay secuelas postoperatorias: se vuelve a la vida normal al día siguiente de la sesión (en general tres, a razón de una por mes). Esta terapia puede acom-

● ● ● PARA SABER MÁS

> También puede borrar sus arruguitas con una mascarilla de vitamina A ácida (retinol o ácido transretinoico) que dinamizará la producción de colágeno. Después de aplicar un tubo completo de vitamina A ácida, se penetra el producto a profundidad con una mascarilla caliente.

> Se recomiendan seis mascarillas (una cada 15 días), seguidas de una sesión mensual de mantenimiento durante tres meses y luego una mascarilla cada dos o tres meses.

pañarse de un *peeling* con ácido glicólico o con cristales de aluminio. La desventaja: esta técnica es demasiado reciente para excluir contraindicaciones.

Microinyecciones y *mesolift*

• **Las microinyecciones:** se inyectan sustancias medicamentosas directamente en las arrugas, como el ácido hialurónico (se reabsorbe; los resultados duran de 9 a 12 meses) y la toxina botulínica, frecuentemente utilizada para rellenar las arrugas de la frente (no degradable), a razón de tres sesiones el primer año y dos sesiones el segundo.

• **El *mesolift* o revitalización por vía interna:** en vez de actuar sobre arrugas específicas, se inyecta un gel a base de ácido hialurónico en la dermis con una pistola electrónica que arroja ráfagas sobre toda la zona del rostro, para devolver tono y flexibilidad a los tejidos (cuatro sesiones: una cada 15 días, luego tres al mes). Los resultados son más duraderos que con las microinyecciones (se les llama *micro* porque se aplican en dosis muy bajas), aunque varían según el tipo de piel.

La crioescultura o terapia con frío

Esta reciente técnica combina las ondas eléctricas y el frío, que favorecen la penetración de sustancias medicamentosas inyectadas.

> En cuanto al *peeling* y a la dermoabrasión (*véase* Consejo 54), sea prudente: la exfoliación puede debilitar los sistemas de defensa de las pieles maduras. Cuanto más activo es el producto –como es el caso de la vitamina A ácida–, más aumentan los riesgos.

✱ EN POCAS PALABRAS

✱ Estas intervenciones tienen un costo muy elevado, debido a la necesidad de repetir las sesiones.

✱ El riesgo de rechazo o de reacciones alérgicas a las sustancias es menor, pero de todos modos existe. Téngalo en cuenta.

47 considere la cirugía de la mirada

La blefaroplastia, o cirugía de los párpados, es una operación muy delicada. Puede acompañarse con un *lifting* endoscópico de la parte superior del rostro.

Párpados superiores: eliminación del párpado caído. El objetivo es abrir el ojo haciendo una incisión en el pliegue natural del párpado, a fin de eliminar el exceso de piel y grasa. Las cicatrices son invisibles. A menudo se acompaña de inyecciones de toxina botulínica para inhibir las contracciones y distender la piel. La intervención dura de 1 a 2 horas con anestesia local y la hospitalización es de 6 a 12 horas.

Párpados inferiores: supresión de bolsas de grasa… Las bolsas bajo los ojos son a menudo hereditarias y poco agradables. El cirujano quitará la grasa, a menudo volcando una parte de ella para rellenar la depresión debajo de la bolsa. En caso de excedente cutáneo, eliminará un poco de piel, incidiendo al ras de las pestañas. La duración de la intervención y la hospitalización son las mismas que para el párpado superior.

● ● ● PARA SABER MÁS

> **Es posible alisar los párpados y las patas de gallo con el láser *Derma K,* que también permite quitar las bolsas sin cicatriz y con un hematoma reducido. Así se evita el "efecto perdiguero" –ojo redondo y mirada alelada– provocado por una cirugía demasiado radical.**

EN POCAS PALABRAS

* Tendrá que llevar lentes oscuros por 10 días.

* Las ojeras pueden rellenarse con ácido hialurónico. Vigencia del efecto: 7 a 8 meses.

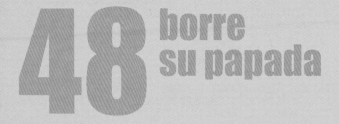

48 borre su papada

No hay duda de que la papada afea y avejenta. Puede desaparecerla y eventualmente reafirmar su cuello al mismo tiempo.

La endoscopia, una técnica de punta: mediante una miniincisión practicada bajo el mentón, el cirujano introduce el endoscopio, una microcámara conectada a un monitor en la que el médico controlará cada uno de sus movimientos. Por otras miniincisiones, introduce enseguida los endodisectores, aparatos minúsculos con los cuales podrá eliminar la grasa excedente. Esta técnica de punta permite intervenir sólo donde se requiere, sin tocar el resto del rostro.

La lipoescultura con ultrasonido: las células grasas se licuan y luego se aspiran a través de cánulas. La operación se desarrolla con anestesia local, sin hospitalización. Se recomienda a las pieles lo suficientemente tonificadas como para retraerse solas. El resultado definitivo se aprecia después de tres semanas.

● ● ● PARA SABER MÁS

> A los 50 años, el cuello comienza a veces a plantear algunos problemas (*véase* Consejo 31). Si ya no soporta el suyo, puede recurrir a una intervención endoscópica de papada y cuello.

> El médico utilizará las incisiones hechas para la papada, minimizando al máximo las cicatrices.

EN POCAS PALABRAS

✳ Una cirugía endoscópica requiere de anestesia local casi siempre. Las secuelas operatorias: tirantez en la zona operada.

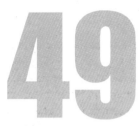

49

retoque de los labios: piénselo

Con la edad, los labios suelen afinarse, pero ésa no es razón suficiente para rellenarse los labios. Los labios excesivamente carnosos pueden arruinar un rostro: observe a su alrededor antes de decidirse.

Riesgos que no deben subestimarse

La cirugía labial está lejos de ser un acto sin importancia y los errores conllevan a un bloqueo de la sonrisa o una parálisis de los músculos que rodean la boca. Una famosa presentadora de la televisión italiana sufre ese problema, al punto que le resulta difícil comer o beber en público...

●●● PARA SABER MÁS

> Si a pesar de todo quiere retocarse la boca, puede elegir entre diferentes técnicas:
• El *lifting* labial: se levanta el labio superior quitando una banda de piel al ras de la nariz.
• El implante: se introduce un tubito de polímero biocompatible, que no se reabsorbe, en el perímetro de los labios.

• Las inyecciones de diversos productos: *New Fill*, extraído de un hilo quirúrgico; *Dermalive*, destinado a rellenar las depresiones del contorno de los labios; *Artecoll*, ideal para engrosar los labios; *Perlane*, utilizado para eliminar el efecto ajado y

Una boca fallida distorsiona la armonía del rostro

Las bocas mal retocadas al estilo "mandril" están a la orden del día, tanto en las páginas de las revistas como en la calle. No hace falta citar a mujeres encantadoras que, por razones tan misteriosas como inquietantes, decidieron retocarse la boca. Demasiados errores han llevado a los cirujanos a dosificar mejor sus intervenciones. Hoy, el debate se centra menos en los riesgos vinculados a los productos (claramente mejor controlados que antes) que en la delicadeza del acto quirúrgico. ¡Escoja bien a su cirujano!

Debe conservarse la forma natural

Insista imperativamente en este punto: numerosos cirujanos suelen elegir lo más fácil, reproduciendo las formas estereotipadas que dominan bien, sin tomar en cuenta las características específicas del rostro de sus pacientes. Es deseable un *morphing* previo (*véase* Consejo 45).

Restylane para las correcciones muy ligeras y minuciosas.

> También pueden estirarse las comisuras de la boca hacia arriba con ligeras incisiones en ellas. Resultado: una "sonrisa" inmutable, como la de una muñeca…

✳ EN POCAS PALABRAS

✳ En general, una sola sesión de inyecciones no basta. Son necesarias dos o tres para obtener un resultado satisfactorio.

✳ Consulte a su médico de confianza antes de tomar una decisión.

50

**senos:
¿hay que
intervenir?**

Los años, los embarazos y las lactancias no ayudan a los senos, y la tentación de inflarlos o levantarlos parece totalmente comprensible.
Sin embargo, antes de pasar a una cirugía, sopese bien los "pros" y los "contras".

Tipos de intervenciones

• **Las prótesis mamarias**. Aumentan el volumen de los senos demasiado pequeños, después de la caída de la glándula mamaria (vinculada a la carencia de estrógenos) o de una pérdida de peso importante. Las prótesis son bolsas de silicona rellenas de suero fisiológico o de gel de silicona que el cirujano introduce después de haber practicado una incisión en la axila (bajo el brazo) o periareolar (alrededor de la areola).

● ● ● PARA SABER MÁS

> Los resultados de la cirugía de mama suelen ser excelentes, con cicatrices invisibles a simple vista cuando se encuentran bajo las axilas.

> Pero cuidado: los senos demasiado redondos y elevados no son aconsejables si el interior de los brazos está maltratado y flácido o si el cuello no está a la altura. La belleza es, ante todo, una cuestión de armonía: ¡cuidado con los contrastes mortales!

Se colocan debajo o arriba del músculo pectoral, según sea el caso. Después de la operación se pone una venda de contención. Duración de la intervención: de una a una hora y media; hospitalización: 24 horas.

• **Corrección de la ptosis mamaria.** Los senos caídos se reacomodan quitando el exceso de piel. La incisión se practica alrededor de la areola, con una rama vertical que termina en el surco mamario. Si es necesario, también se colocan prótesis detrás del músculo pectoral. Duración de la intervención: de dos a dos horas y media; hospitalización: de 24 a 48 horas.

¿Cuáles son los riesgos?

En 2% de los casos, la prótesis se rechaza: es la llamada *fibrosis*. El tejido cicatricial se engruesa, se endurece y comprime el implante. El problema varía según el caso y va de una firmeza excesiva —que el cirujano puede a menudo reducir con masajes— a una deformación de uno o los dos senos, que habrá que reoperar. En 1% de los casos, la prótesis se desinfla y provoca una asimetría del pecho.

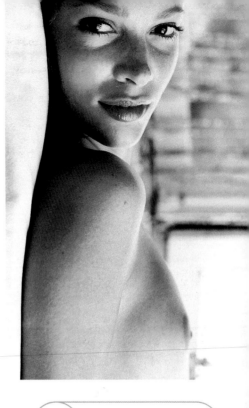

EN POCAS PALABRAS

* Después de la intervención, tendrá que llevar un sostén médico durante un mes.

* El volumen definitivo de los senos se alcanza un mes después de la operación.

* Desde enero de 2001 volvieron a autorizarse las prótesis mamarias de gel de silicona.

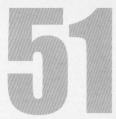

51 ¿flaquea su libido?

A los 50, la sexualidad puede dar problemas a algunas mujeres. Mas no exagere: hay remedio para todo y su pareja tiene un importante papel que desempeñar.

Libérese de viejos prejuicios: heredamos (con mucha frecuencia inconscientemente) tabúes muy enraizados en nuestra cultura judeocristiana; se considera "mala", casi "contra natura", una sexualidad desligada de la reproducción. Es tiempo de considerarlo y, como bien dice el ginecólogo David Elia, no hay que dejarse condicionar por las horribles descripciones de atrofia vaginal y de extinción del deseo.

Algunos problemas pueden manifestarse, pero son excepciones y es posible curarlos.

La resequedad vaginal no es una fatalidad: vinculada con la carencia de estrógenos, puede sobrevenir entre 12 y 36 meses después del cese de las reglas y provocar dolores y ardores en el momento del acto sexual. En la mayor parte de los casos, la TRH resolverá el problema, pero si persiste, pruebe los lubricantes, que se venden sin prescripción en las farmacias.

● ● ● PARA SABER MÁS

> **La disminución del deseo sexual se deriva de numerosos factores: la baja de las hormonas masculinas, los bochornos, el cansancio, y las dificultades de erección de la pareja.**
> **Un buen diálogo entre compañeros puede resolver todos los problemas.**

✳ EN POCAS PALABRAS

✳ Se puede combinar testosterona con la TRH para reanimar la libido.

✳ Muchas mujeres en la menopausia conservan una vida sexual satisfactoria.

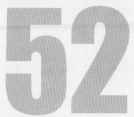

52 pruebe los lentes de contacto

Si realmente no logra acostumbrarse a las gafas, puede intentar con los lentes de contacto para présbitos, los cuales son cada vez más eficaces.

¿A quién se aconsejan? A las distraídas crónicas, que olvidan o pierden regularmente sus gafas; a las coquetas empedernidas, que no toleran verse en versión cuatro ojos; a las que no quieren revelar su edad al ponerse los lentes para leer, y a las que su trabajo las obliga a tener apariciones frecuentes en público.

¿Qué presupuesto prever? Puede elegir entre los lentes de contacto desechables cada mes y los lentes de contacto permanentes anuales. Agregue a esto el producto de limpieza, más un buen par de gafas, indispensable en caso de pérdida, irritación ocular u otros incidentes.

Los enemigos de los lentes de contacto: el aire acondicionado, los lugares particularmente ventilados y los sitios llenos de vapor de agua (sauna, baño turco, etcétera).

● ● ● PARA SABER MÁS

> Antes que nada, tendrá que consultar a un oftalmólogo, quien le hará exámenes oculares para asegurarse de que su secreción lagrimal es suficiente y de que sus ojos no presentan ninguna otra contraindicación.

> Ninguna óptica seria vende lentes de contacto sin prescripción médica.

EN POCAS PALABRAS

* Los lentes de contacto exigen una higiene escrupulosa.

* Se requiere un periodo de adaptación: usted dispondrá de tres meses de prueba antes de decidirse.

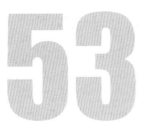

53

invierta en sus dientes

El "amarillamiento" de los dientes y la recesión gingival (encías retraídas) se relacionan con el envejecimiento y afectan tanto a hombres como a mujeres. Para quienes tienen los medios, el odontólogo moderno puede resolver estos problemas.

Dientes blancos como la nieve

Para recuperar la sonrisa resplandeciente de sus 20 años, puede optar por diferentes soluciones:
• **las cubetas:** se trata de unos aparatos de plástico en los que se aplica un gel a base de peróxido de hidrógeno. Se ponen durante la noche durante 2 a 3 semanas.
• **el blanqueamiento con lámpara:** ese mismo gel se aplica sobre los dientes y luego estos últimos se calientan con

● ● ● PARA SABER MÁS ─────────

> La recesión gingival puede ser de origen familiar: en ese caso, por desgracia, es inevitable. También podría deberse a una falta de higiene: la formación de sarro en la superficie de los dientes desprende el tejido gingival. Es, pues, importante quitarse el sarro regularmente.

> Las infecciones bacterianas vinculadas con la falta de higiene pueden irritar las encías, que se inflaman y ya no se adhieren a la superficie de los dientes. Los cepillados demasiado vigorosos también podrían traumatizar el tejido gingival que se retrae.

una lámpara de luz de plasma para reforzar la acción del producto. Esta técnica puede combinarse con las cubetas de peróxido de hidrógeno.

• **las carillas:** se actúa sobre los "12 dientes de la sonrisa", los que están visibles cuando sonreímos. Consiste en adherir una fina película (también llamada *inlay*) sobre la superficie. Las carillas pueden ser de cerámica o de resina. El dentista elimina de 0.2 a 0.5 mm de esmalte con una fresa, con anestesia local, y enseguida adhiere las carillas hechas a la medida de los dientes calentándolas con la lámpara.

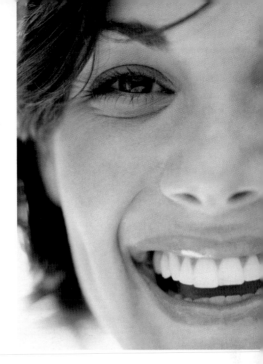

Recesión gingival: actúe de inmediato

Si sus encías se retraen y descubren poco a poco la raíz de los dientes, le conviene operarse lo más pronto posible. Según el caso, el cirujano odontólogo simplemente reacomodará la encía a su posición original o injertará tejido del paladar (algunos recurren a materiales biocompatibles que no se reabsorben, como el Gore-Tex). La operación dura 1 hora aproximadamente. Los puntos de sutura se quitan al cabo de una semana.

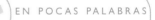

EN POCAS PALABRAS

* Para mantener el resplandor de sus dientes después de un blanqueamiento, utilice una crema dental con peróxido de calcio. Haga sesiones de lámpara con su dentista regularmente.

* Consulte a su dentista para que le haga un presupuesto.

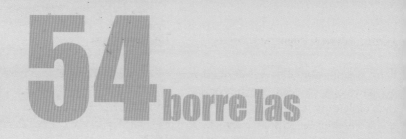

54 borre las imperfecciones

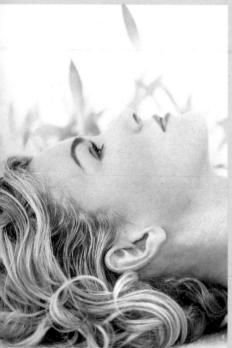

Solos o como complemento de una cirugía estética, el uso del láser y el *peeling* pueden desaparecer muchas imperfecciones. Mas no se trata de intervenciones insignificantes: es indispensable una gran prudencia.

● ● ● PARA SABER MÁS

> Las manchas de vejez y arruguitas también pueden borrarse, practicándose un *peeling* o una dermoabrasión. En el primer caso, se utilizan productos químicos (como el ácido glicólico o tricloroacético); en el segundo, se exfolia el rostro con una fresa diamantada. Siempre se precede al tratamiento con un mes de aplicación de productos despigmentantes y de crema con vitamina A.

¿Cómo actúa el rayo milagroso?

El láser es un rayo luminoso destructor que ocasiona una descamación acelerada de la capa córnea, evapora el agua que contienen las células. Estimula la fabricación de colágeno y tiene un ligero efecto reafirmante porque contrae los tejidos. Luego de colocar lentes protectores en sus ojos, el cirujano barre la zona a tratar con una especie de pluma que, al pulsarla, despide el rayo. Desde una computadora regula la potencia del rayo y la profundidad de la intervención, según el estado de las capas internas de la piel mostradas en la pantalla. Al terminar la sesión, la piel se enrojece y se cubre de costritas. Después de 10 días recuperará su aspecto normal, con un maquillaje que cubra mucho.

Tipos de láser

• **El láser CO2:** es el más potente y el más utilizado. Es muy eficaz sobre las manchas ocasionadas por una hiperactividad de los melanocitos. También se emplea para borrar las arruguitas verticales del perímetro de los labios. Antes de la intervención, debe prever: una preparación de la piel a base de un producto despigmentante enriquecido con vitamina A ácida; un tratamiento preventivo contra el herpes; y finalmente, un test para evaluar su capacidad de cicatrización.

• **El Erbium:** más suave que el CO2, calienta menos y las secuelas son más breves.

• **El Derma K:** combina los efectos de los dos láseres anteriores y se utiliza para el contorno de los ojos (*véase* Consejo 47).

Las secuelas son a menudo menos prolongadas que después de una intervención con láser y con un resultado idéntico. La operación se desarrolla con anestesia local y luego la paciente se aplica curas con cremas grasas, alternadas con atomizaciones de agua termal.

EN POCAS PALABRAS

✳ El riesgo de quemaduras y despigmentación siempre existe, sobre todo si el cirujano es inexperto: escoja bien al suyo.

✳ Hay que esperar aproximadamente tres meses para juzgar el resultado final. Mientras tanto, utilice maquillaje rigurosamente.

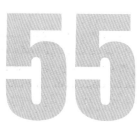

55

conserve hermosas sus piernas

Piernas lisas y torneadas, muslos proporcionados y rodillas delgadas constituyen un valioso triunfo de juventud que hay que conservar cueste lo que cueste. Cuando una vida saludable ya no basta, la medicina y la cirugía están ahí para ayudarla a resolver los problemas.

Prevenga los problemas de circulación

Angiomas estelares, varicosidades y várices: algunas se heredan, pero de muchas somos responsables; el sobrepeso, la falta de ejercicio y los malos hábitos alimenticios no pueden más que repercutir en sus piernas. Es necesario mantenerse delgada; haga deporte (caminata, bicicleta, natación), deje de fumar, beba mucha agua y coma alimentos ricos en fibras, sin olvidarse de dormir con los pies levantados,

●●● PARA SABER MÁS

> Puede modificar la forma de sus piernas gracias a dos técnicas quirúrgicas. La lipoaspiración (o liposucción) elimina las llamadas *pistoleras* (o chaparreras) y los capitones de detrás de las rodillas. No se recomienda para el interior de los muslos y los tobillos, porque hay grandes riesgos de deformaciones.

Después de practicar una incisión, la grasa se licua y luego se aspira.
> La lipotomía es una técnica más suave, sin bisturí, basada en la inyección de suero fisiológico que inflará las células grasas. Enseguida la exposición a los rayos infrarrojos las hará explotar.

evitar cruzar las piernas y estar de pie a menudo durante su jornada de trabajo. Y no cuente demasiado con los medicamentos venotónicos: su eficacia es muy discutible.

Para eliminar várices y varicosidades

Los problemas pueden manifestarse en forma de manchas amoratadas rojizas o azulosas, como telaraña (angiomas estelares), venas aparentes (varicosidades) o muy saltonas (várices). El angiólogo recurrirá a diferentes técnicas según la gravedad del problema:

• **La termocoagulación:** se actúa sobre las varicosidades y los angiomas con una aguja de níquel conectada a una corriente de alta frecuencia; ésta produce una onda térmica que se enfoca únicamente en los vasos rojos o azules, sin lastimar los demás tejidos.

• **La escleroterapia:** se inyecta una solución salina en la vena. La coloración rojiza desaparece y luego la vena muere.

• **El láser de vapor de cobre:** a menudo se utiliza como complemento de la escleroterapia.

• **El *stripping*:** es el método más radical, que consiste en extraer toda la vena a través de una minúscula incisión, con anestesia local o general.

> En el *resculpturing*, o remodelaje a la medida, se combina una exfoliación con ácido glicólico con la electroterapia (cinco semanas de tratamiento).

✱ EN POCAS PALABRAS

✱ El ginkgo es un gran amigo de las venas. Se puede encontrar en farmacias en forma de gel para aplicar con masajes ligeros.

✱ ¡Las intervenciones quirúrgicas en las piernas son, a menudo, el destino de las perezosas!

56

¿problemas de peso?

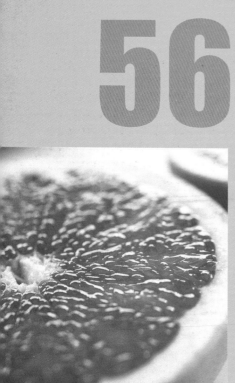

Cerca de los 50, muchas mujeres ganan peso. Sin embargo, no todas están bajo el mismo esquema: por eso el enfoque de este problema debe ser personalizado.

• • • PARA SABER MÁS

> El tratamiento de reemplazo hormonal es indispensable si ha ganado peso con la menopausia: no la hará engordar y la ayudará a perder los kilos de más.

> Los sustitutos de comidas en polvo pueden ayudarla, a condición de sustituir una de las dos comidas principales por un sobre y contar con cuidado sus calorías diarias; verifique en la envoltura que el producto sea rico en proteínas y que contenga nutrimentos esenciales.

Aprenda a comer de otra manera

Su metabolismo ya no es lo que era: hay que aceptarlo y revisar sus hábitos alimenticios. Reducir el número de calorías diarias no necesariamente es sinónimo de privaciones: se trata de reorganizar sus comidas eliminando las "calorías inútiles" —que sólo elaboran grasa sin ningún beneficio para el organismo— y dando prioridad a las "calorías buenas". Eso podrá conseguirlo leyendo buenos libros sobre el tema, o consultando a un nutricionista que se encargará de su reeducación alimenticia. En ambos casos, los resultados sólo dependerán de usted. Recuerde que la clave del éxito reside no tanto en su fuerza de voluntad, sino en la relación que establece con su cuerpo y en la estima que le procure.

Evite por completo...

Las dietas milagro. Si baja 5 kilos en una semana no perderá grasa, sino masa muscular, así como la mayor parte de los nutrientes esenciales para su salud. Y recuperará su peso en cuanto interrumpa la dieta.

En cuanto a los quitahambre: ¡cuidado! Casi todos se elaboran a base de hormonas tiroideas, diuréticos, anfetaminas y tranquilizantes. Si bien adelgazan, sólo fundirán los músculos y la grasa quedará prácticamente intacta. Por lo demás, existen serios riesgos de sufrir desórdenes renales, tiroideos, crisis de angustia, insomnio...

EN POCAS PALABRAS

> Los baños sauna y los turcos nada pueden hacer por su figura, porque la hacen perder agua y conservar la grasa.

> Las terapias del comportamiento (relajación, sofrología, psicoterapias, etc.) pueden ser útiles.

* A los 50 años es normal pesar algunos kilos más que a los 20. Debe aceptarlo y saber que estar excesivamente delgada no puede más que envejecerla.

* Una práctica deportiva regular la ayudará a controlar su peso.

57

recupere un vientre plano

Un vientre prominente o muy flácido distorsiona la silueta. Por eso insistimos tanto en la importancia de la prevención, con deportes dirigidos y abdominales como clave. Pero si ya es demasiado tarde y el mal está hecho, la cirugía podrá ayudarla.

La liposucción

Si se trata de un simple montón de grasa que se resiste a la gimnasia y a las dietas, lo reabsorberá con una liposucción. Después de rasurar el pubis, el cirujano introduce unas cánulas a través de tres incisiones de 6 a 8 mm. Las cicatrices serán invisibles cuando vuelva a crecer el vello. Duración de la intervención: 45 minutos. Anestesia epidural o local. Hospitalización: unas cuantas horas.

● ● ● P A R A   S A B E R   M Á S

> La abdominoplastia es una operación fatigante y dolorosa, después de la cual, el vientre se hincha y el edema no desaparece hasta después de un mes. Los cardenales (moretones) desaparecen en unos 10 días. A menudo se observa una pérdida de sensibilidad de la zona operada, que debe mejorar en algunas semanas.

> La posible acumulación de linfa se puede puncionar. La cicatriz varía según la importancia de la intervención y la calidad de la piel. Se retoca con anestesia local, pero no antes de seis meses.

La abdominoplastia

Cuando el problema no se limita a la grasa y a que la pared muscular esté muy distendida (llamada "delantal abdominal"), la operación es mucho más seria. Consiste en quitar el excedente de grasa después de tensar la aponeurosis (la membrana conjuntiva que envuelve los músculos). Enseguida, el cirujano elimina la piel sobrante y reviste el talle después de reacomodar el ombligo. Se colocan cánulas de drenaje durante tres días y los puntos de sutura se quitan después de 12 días. Duración: 2 horas. Anestesia general. Hospitalización: 2 días.

Algunos consejos útiles

Más vale llegar a la operación con un peso cercano al normal: si debe seguir una dieta, hágalo antes. Después de una abdominoplastia, póngase una faja de contención día y noche, durante un mes. No retome el ejercicio demasiado pronto (pida consejo a su cirujano), ni se exponga al sol durante dos meses.

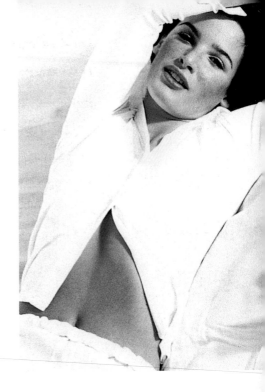

EN POCAS PALABRAS

* En caso de exposición al sol, proteja sus cicatrices con un bloqueador total.

* Para una abdominoplastia, prevea ausentarse del trabajo por lo menos durante 15 días y retome lentamente la actividad física.

58

remodele
su derrièrre

¿Comienzan a darle problemas las pantaletas escotadas y los vestiditos ajustados? ¿El *look* jeans-cazadora ya no le sienta de maravilla? En resumen, ¿sus glúteos han perdido su forma? Los remedios son múltiples: elija el que más le convenga.

Electroestimulación: para tonificar y reafirmar

Se trata de una gimnasia pasiva para hacer en casa, con un aparato en forma de cojín o de short provisto de electrodos que mandan corrientes de baja frecuencia en la zona afectada. Con tres sesiones de 30 minutos a la semana, reafirmará sus nalgas. Los resultados serán mucho mejores si combina este método con una gimnasia dirigida y masajes diarios con una crema anticelulitis.

● ● ● PARA SABER MÁS

> Remodelar las nalgas por liposucción exige gran destreza del cirujano. El problema es obtener una forma redonda y natural. Se recomienda mucho un *morphing* previo: en una computadora, el cirujano le muestra sus sugerencias para que las comenten y se ponga de acuerdo con él.

> El *morphing* también es una garantía en caso de que los resultados no correspondan a lo que esperaba: podrá obtener retoques gratuitos.

Mesoterapia: para desvanecer la grasa sobrante

Esta técnica consiste en inyectar un coctel medicamentoso (por ejemplo, polivitaminas, procaína, ADN y extractos embrionarios) por medio de pequeñas agujas en la zona a tratar. Las inyecciones estimulan la microcirculación sanguínea y favorecen la eliminación del exceso de grasa, al tiempo que reactivan la actividad celular. La mesoterapia da buenos resultados en las nalgas y en las pistoleras (chaparreras), pero será poco eficaz si su piel está demasiado relajada; prevea de seis a 10 sesiones.

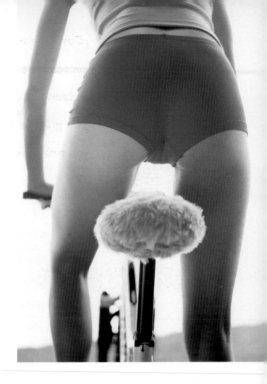

La liposucción: para los casos más serios

La técnica es la misma que para el vientre (*véase* Consejo 57). Después de la intervención, tendrá que llevar una pantaleta de contención día y noche durante las dos primeras semanas y luego todo el día durante las dos siguientes semanas. Si sus tejidos están muy flácidos, quizás obtenga las nalgas firmes con que soñaba. Los retoques son posibles, pero no antes de seis meses.

EN POCAS PALABRAS

* Además de la grasa, la liposucción puede eliminar las chaparreras y la celulitis, pero no realzará sus nalgas ni desaparecerá las estrías.

* En una intervención pueden aspirarse hasta 5 litros de grasa, aproximadamente.

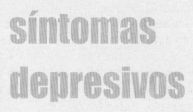

59 síntomas depresivos

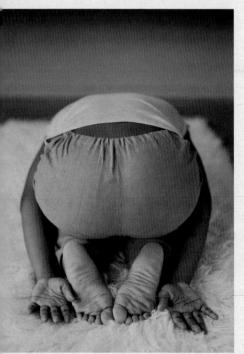

En la edad en que todo cambia, podría afrontar momentos críticos. Para manejar mejor estos cambios y la reorganización que implican, la ayuda de un psicoterapeuta resulta invaluable, pero es importante escogerlo bien.

● ● ● PARA SABER MÁS

> La psicoterapia proviene del psicoanálisis y las escuelas son numerosas y muy diversas. Citemos, entre otras, la freudiana-lacaniana, ampliamente mayoritaria, la terapia gestalt, centrada en la conciencia del momento presente; las terapias del comportamiento y cognitivas, de origen estadounidense; las terapias de corte jungiano, abiertas a la espiritualidad…

Menopausia no es sinónimo de depresión

En el tiempo de nuestras abuelas se hablaba de melancolía relacionada con la misteriosa y temida "edad crítica". Hoy, el vínculo entre menopausia y estados depresivos es menor. Cierto, la caída de los estrógenos desata una carencia de serotonina (la hormona del bienestar y de la euforia) y la falta de sueño conlleva una baja de ánimo durante el día. Sin embargo, eso podrá resolverse con un buen tratamiento hormonal. Si tiene altas y bajas, dependen sobre todo de causas externas relacionadas con el trato despectivo —o peor, ¡ausente!— de nuestra sociedad hacia las mujeres llamadas *de cierta edad*. Si tiene la impresión de haberse vuelto transparente, inútil, "buena para nada", no tema: los psicólogos están aquí para ayudarla.

La psicoterapia analítica

El psicoterapeuta no le prescribirá ansiolíticos, ni somníferos ni antidepresivos. Sus herramientas de trabajo son la comunicación verbal y la relación que se establecerá entre él y usted; el objetivo será llevarla a afrontar su vida de manera diferente después de haber tomado conciencia de sus conflictos interiores. Esta terapia se distingue de la psicoanalítica por su duración más breve y el hecho de aportar una ayuda focalizada sobre un problema preciso (en este caso, los cambios de la menopausia). Según sus necesidades —y su presupuesto—, podrá durar algunos meses o algunos años y organizarse en una o varias sesiones semanales.

Consulte directorios médicos especializados de su localidad.

> No dude en probar varias de estas escuelas para encontrar la que mejor le convenga.

EN POCAS PALABRAS

* La depresión puede estar latente mucho tiempo: actúe a los primeros síntomas.

* No dude en consultar a varios terapeutas antes de decidirse: si no hay empatía, siga buscando.

60 problemas de vejiga

Entre los 40 y 45 años, algunas mujeres afrontan este problema, que puede volverse muy molesto; sin embargo, no tema, es curable.

Una necesidad urgente, muy urgente: la necesidad más o menos incontrolable de orinar (se habla de vejiga irritable) se asocia al debilitamiento del esfínter. Las causas son diversas: partos, prolapsos (descenso de órganos), afección neurológica, y pérdida de elasticidad debida a la carencia de estrógenos que caracteriza a la menopausia. Este debilitamiento muscular también puede provocar fugas de orina, que van desde unas gotas en algunas ocasiones (tos, estornudos, esfuerzos violentos) hasta la incontinencia urinaria.

¡Los remedios varían según el caso! Fugas de origen neurológico: medicamentos relajantes y antiespasmódicos, reeducación por electroestimulación. Pérdida de elasticidad: TRH, electroestimulación. Prolapso de la vejiga (e incontinencia con el esfuerzo): intervención quirúrgica.

● ● ● PARA SABER MÁS

> Las técnicas quirúrgicas para resolver los problemas de vejiga varían.

> La más reciente consiste en insertar de cada lado del esfínter dos minúsculos globos de plástico biocompatible rellenos de gel; éstos ejercen una presión elástica sobre el músculo ayudándolo a permanecer cerrado entre las micciones.

EN POCAS PALABRAS

* La incontinencia por urgencia miccional afecta generalmente a las mujeres de más de 65 años.

* Si usted es más joven y nota un claro cambio en la frecuencia urinaria, consulte a su médico.

testimonio

"Mi profesión (soy farmacéutica) me ayudó a comprender hasta qué punto la terapia de reemplazo hormonal (TRH) era importante para las mujeres en la menopausia. De hecho, ¡esas pildoritas nos cambian la vida! Por supuesto, enseguida empecé a tomarlas, pero no sólo eso: aprovecho cualquier oportunidad para hablar de ellas a mis clientas, de aconsejarlas y tranquilizarlas. Algunas me dicen que no las necesitan porque no tienen bochornos. Sin embargo, las hormonas sintéticas actúan sobre muchas otras cosas y eso es lo que me esfuerzo en explicarles. Hablamos no sólo de la TRH, sino también de la DHEA, de fitohormonas, de complementos alimenticios. Es cierto que deben consultar antes que nada a su médico, pero un buen diálogo con una farmacéutica de la misma edad puede ser muy útil. De hecho, todas necesitamos hablar, confrontarnos."

guía de plantas medicinales

En esta tabla hemos incluido los nombres científicos de cada planta para que usted pueda conseguirlas en cualquier región de América Latina, independientemente de sus nombres comunes locales.

Nombre común	Nombre científico
ajo	*Allium cepa*
albahaca	*Ocimum basilicum*
anís	*Pimpinella anisum*
borraja	*Borago officinalis*
calabaza	*Cucurbita pepo*
canela	*Cinnamomum zeylanicum*
clavo	*Syzigium aromaticum*
corazoncillo o hierba de san Juan	*Hypericum perforatum*
eucalipto	*Eucalyptus globulus*
geranio	*Pelargonium graveolens*
ginkgo	*Ginkgo biloba*
ginseng	*Panax ginseng*
girasol, extractos de	*Helianthus annus*
hinojo	*Foeniculum vulgare*
jazmín	*Jasminum officinale*
karité	*Butyrospermum parkii*
lavanda	*Lavandula angustifolia*
manzanilla	*Matricaria recutita*
mejorana	*Origanum majorana*
melisa	*Melissa officinalis*
menta o hierbabuena	*Mentha piperita, Menta spp.*
nopal	*Opuntia spp.*
ñame o *wild yam*	*Dioscorea spp.*
onagra o prímula	*Oenothera biennis*
pepitas de uva	*Vitis vinifera*
salvia europea o sage	*Salvia officinalis*
sésamo o ajonjolí	*Sesamum indicum*
té verde, de oolong o negro	*Camellia sinensis*
tila	*Tila spp.*
tomillo	*Thymus vulgaris*
uva	*Vitis vinifera*
verdolaga	*Portulaca oleracea*

índice alfabético

Marabout...

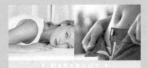

Adelgazar
60 consejos con respuestas adaptadas a sus necesidades

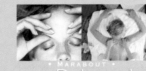

Dolores de cabeza
60 consejos con respuestas adaptadas a sus necesidades

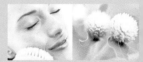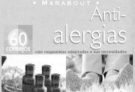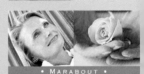

Anti-alergias
60 consejos con respuestas adaptadas a sus necesidades

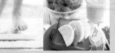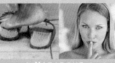

Anti-dolor
60 consejos con respuestas adaptadas a sus necesidades

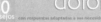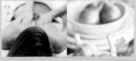

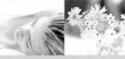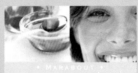

Anti-edad
60 consejos con respuestas adaptadas a sus necesidades

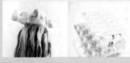

Menopausia
60 consejos con respuestas adaptadas a sus necesidades

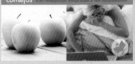

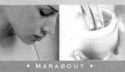

Piel bella
60 consejos con respuestas adaptadas a sus necesidades

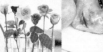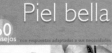

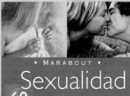

Sexualidad
60 consejos con respuestas adaptadas a sus necesidades

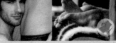

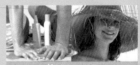

Piel y sol
60 consejos con respuestas adaptadas a sus necesidades

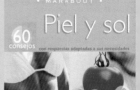

es tu secreto

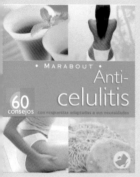

· MARABOUT · Anti-
celulitis
60 consejos · con respuestas adaptadas a sus necesidades

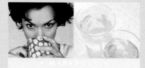

· MARABOUT ·
60 · con respuestas adaptadas a sus necesidades
Anti-
colesterol

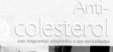

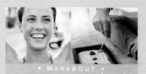

· MARABOUT · Anti-
depresión
60 consejos · con respuestas adaptadas a sus necesidades

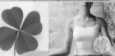

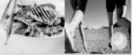

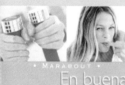

En buena
forma
60 consejos · con respuestas adaptadas a sus necesidades

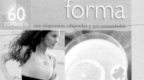

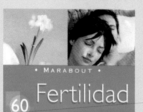

· MARABOUT ·
Fertilidad
60 consejos · con respuestas adaptadas a sus necesidades

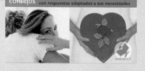

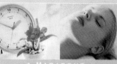

· MARABOUT · Anti-
estrés
60 consejos · con respuestas adaptadas a sus necesidades

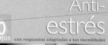

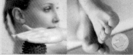

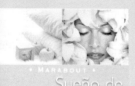

· MARABOUT ·
Sueño de
ensueño
60 consejos · con respuestas adaptadas a sus necesidades

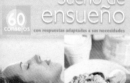

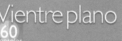

· MARABOUT ·
Vientre plano
60 consejos · con respuestas adaptadas a sus necesidades

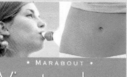

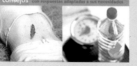

MARABOUT

créditos

Traducción, cotejo y adaptación:
Ediciones Larousse con la colaboración del Instituto Francés de América Latina (IFAL) y de Mónica Rizo Marechal.

Revisión técnica médica:
Dr. Fidel Sánchez Tamés.

Revisión técnica en plantas medicinales:
Biólogos Miguel Ángel Gutiérrez Domínguez y Yolanda Betancourt Aguilar.
Jardín Botánico Universitario de Plantas Medicinales de la Universidad Autónoma de Tlaxcala.

Créditos fotográficos:
Fotografías de portada: sup. der.T. Anderson/Pix, sup. izq. Akiko Ida, inf. izq. D. Rieder/Stone, inf. der. G. Schuster/Zefa.; pp. 8-9: P. Boorman/Pix; p. 11: Gulliver/Zefa; p. 13: Emely/Zefa; p. 15: A. Weinbrecht/Stone; pp. 20-21: M. Möllenberg/Zefa; p. 23: Emely/Zefa; pp. 24-25: Miles/Zefa; pp. 30-31, 35, 79: Neo Vision/Photonica; p. 37: D. Roth/Stone; p. 38: P. Leonard/Zefa; p. 41: Gulliver/Zefa; p. 43: B. Roaman/Marie Claire; pp. 48-49: P. Lee Harvey/Stone; p. 51: Zefa; pp. 51-52: G & M. D. de Lossy/Image Bank; p. 55: Pinto/Zefa; p. 59: G. M. D. de Lossy/Image Bank; p. 61: D. Rieder/Stone; p. 62: A. Nagelmann/Pix; p. 67: M. Montezin/Marie Claire; p. 69: Pinto/Zefa; p. 73: Emely/Zefa; p. 74: A. Peisl/Zefa; p. 83: G. Barto/Image Bank; p. 87: Star/Zefa; p. 89: G. George/Pix; p. 91: Peisl/Zefa; p. 92: © Akiko Ida; p. 95: G. Schuster/Zefa; p. 97: Emely/Zefa; pp. 98-99: R. Daly/Stone; pp. 102-103: G. & M. D. de Lossy/Image Bank; p. 105: M. Montezin/Marie Claire; p. 109: T. Anderson/Pix; p. 110: A. Parker/Option Photo; p. 113: J. Frazier/Stone; pp. 114: © Akiko Ida; p. 117: M. Montezin/Marie Claire; p. 119: K. Fitzgerald/Stone; p. 121: J. Toy/Stone.

Ilustraciones: Hélène Lafaix, páginas 4-5, 6, 16, 26-27, 64, 76 y 80. La autora agradece la colaboración de Alain Roux, gerontólogo; Marc Canavaté, osteópata, y a la revista *Grand Optical*.

EDICIÓN ORIGINAL
Responsable editorial: Caroline Rolland
Coordinación: Alexandra Bentz
Dirección artística y realización: G & C MOI
Iconografía: Alexandra Bentz

VERSIÓN PARA AMÉRICA LATINA
Dirección editorial: Amalia Estrada
Asistencia editorial: Lourdes Corona
Coordinación de portadas: Mónica Godínez
Asistencia administrativa: Guadalupe Gil

Título original: *Anti-âge*
D.R. © MMII Hachette Livre (Hachette Pratique)
D. R. © MMVI Ediciones Larousse S.A. de C.V.
Londres núm. 247, México, 06600, D.F.
ISBN 2-012-36649-X (Hachette Livre)
ISBN 970-22-1302-9 (Ediciones Larousse S.A. de C.V.)

PRIMERA REIMPRESIÓN DE LA PRIMERA EDICIÓN – II/06

Si desea más información sobre plantas medicinales, puede acudir a:
Red Mexicana de Plantas Medicinales y Aromáticas S.C., Hierbas Orgánicas de México S.A.
Herboristería Internacional La Naturaleza, Leonarda Gómez Blanco 59, Lote 6 manzana 2, Fracc. Villa Ribereña, Acxotla del Río Totolac, Tlaxcala. C.P. 90160
Tels. (241) 41 85 100, (246) 46 290 73, (222) 232 73 60
www.redmexicana.cjb.net
www.herbolariamexicana.org
Jardín Botánico Universitario de Plantas Medicinales
Secretaría de Investigación Científica, Universidad Autónoma de Tlaxcala,
Av. Universidad No. 1, C.P. 90070 Tlaxcala, Tlaxcala
Tel. (246) 46 223 13 hierbas@prodigy.net.mx